Lavanya Prathap

Dermatoglifia e polimorfismo genético no cancro da mama

Lavanya Prathap

Dermatoglifia e polimorfismo genético no cancro da mama

Imprint

Any brand names and product names mentioned in this book are subject to trademark, brand or patent protection and are trademarks or registered trademarks of their respective holders. The use of brand names, product names, common names, trade names, product descriptions etc. even without a particular marking in this work is in no way to be construed to mean that such names may be regarded as unrestricted in respect of trademark and brand protection legislation and could thus be used by anyone.

Cover image: www.ingimage.com

This book is a translation from the original published under ISBN 978-620-2-07496-4.

Publisher:
Sciencia Scripts
is a trademark of
Dodo Books Indian Ocean Ltd. and OmniScriptum S.R.L publishing group

120 High Road, East Finchley, London, N2 9ED, United Kingdom
Str. Armeneasca 28/1, office 1, Chisinau MD-2012, Republic of Moldova, Europe
Printed at: see last page
ISBN: 978-620-7-89894-7

ÍNDICE

Reconhecimento

Estou muito grato à direção, aos responsáveis académicos e de investigação e aos meus supervisores de estudo da ACS Medical College, da Dr. MGR Educational and Research Institute University e da Saveetha University, Chennai, Índia, por me terem fornecido recursos valiosos, apoio e orientação para a conclusão deste trabalho.

É meu dever e prazer expressar o meu apreço a todos os membros da minha família pelo amor e apoio constantes que me deram.

Por último, gostaria de expressar a minha profunda gratidão ao editor e à equipa da Lambert Academic Publishing pela sua grande ajuda e apoio na preparação desta edição.

LISTA DE ABREVIATURAS

AFRC- Absolute Finger Ridge Count
BER- Base Excision Repair
BHT-ButylatedHydroxytoluene
BHA-ButylatedHydroxyanisole
BP –Base Pair
DES-Diethylstilbeterol
DNA- Deoxyribonucleic acid
ERCC 4- Excision Repair Cross Complementation Group 4
ERCC 5- Excision Repair Cross Complementation Group 5
FA-Fluctuating Asymmetry
FFTP- First Full Term Pregnancy.
FRC- Finger Ridge Count
HR- Hormone Receptor
IARC- International Agency for Research on Cancer
MFRC- Mean Finger Ridge Count
MLI- Main Line Index
NER- Nucleotide Excision Repair
PBCR- Population Based Cancer Registry
PII-D – Pattern Intensity Index- Digital
PII-P- Pattern Intensity Index- Palmar
PR- Progesterone Receptor
ROS- Reactive Oxygen Species
SNP- Single Nucleotide Polymorphism
TFRC- Total Finger Ridge Count
XRCC 1- X –Ray Repair Cross Complementation Group - 1
XRCC 3- X –Ray Repair Cross Complementation Group - 3

AMINOACID CODES
Arg– Arginine (R)
Asp- Aspartic Acid (D)
His- Histidine (H)
Gln- Glutamine (G)
Met- Methionine (M)
Thr- Threonine (T)
Trp- Tryptophan (W)

Dedicado à minha profissão

Capítulo 1. Introdução

O cancro da mama é o cancro mais comum nas mulheres. De acordo com a Agência Internacional de Investigação sobre o Cancro (IARC) - a agência específica da Organização Mundial de Saúde (OMS) para o cancro, a incidência mundial é de cerca de 11,9% e na Índia é de cerca de 30-33 por 1.000.000 habitantes. A urbanização do país e o estilo de vida pobre das populações constituem um importante fator de risco para o desenvolvimento do tecido tumoral. Além disso, um importante fator de risco ao longo da vida são os acontecimentos da vida baseados em hormonas, que desempenham um papel importante no desenvolvimento do carcinoma da mama. O cancro da mama pode ou não ser hereditário. Para que o cancro se manifeste, é necessário que, para além da mutação hereditária, ocorra uma mutação somática, que é o resultado de um fator de risco ao longo da vida. A Organização Mundial de Saúde salienta que deve ser dada prioridade à prevenção do cancro e às medidas de controlo do cancro da mama a nível mundial. Apesar dos vários testes de rastreio e de diagnóstico, o aumento do cancro da mama é um grande problema tanto nos países em desenvolvimento como nos países desenvolvidos. Esta tendência ascendente do cancro da mama nestes países torna-se uma ameaça real que desafia todos os esforços de rastreio para reduzir a incidência do cancro da mama (Sarah et al, 2008; Alena et al, 2008; Karabi et al, 2013).

A prevenção torna-se possível através da análise dos factores de risco. Os factores de risco são hereditários, o que representa cerca de 10% da incidência (Thakur et al, 2005), e os factores de risco ao longo da vida, particularmente os acontecimentos de vida baseados em hormonas, representam a maior parte (Sarah et al, 2008). Os acontecimentos de vida baseados em hormonas incluem menarca precoce, menopausa tardia, primeira gravidez a termo > 30 anos de idade, obesidade e terapia de substituição hormonal. Tanto as causas hereditárias como as adquiridas dos cancros da mama são determinadas geneticamente. Os estrogénios, juntamente com a progesterona e outras hormonas, desempenham um papel vital na carcinogénese da mama. Os estrogénios aumentam o risco de cancro da mama através de vários mecanismos em diferentes fases da vida, com a progesterona a atuar de forma sinérgica. Sugere-se que doses elevadas de exposição a hormonas placentárias, nomeadamente estrogénio e progesterona, durante o período de gravidez desempenham um papel crucial na diminuição da subsequente suscetibilidade ao cancro da mama (Ingemar, 2000). O fator de risco estabelecido para o cancro da mama, incluindo a genética, representa cerca de 30%. As provas experimentais sugerem que os produtos químicos ambientais actuam como fonte e afectam a produção e o metabolismo dos estrogénios, actuando como xenoestrogénios. Estes xenoestrogénios resultam na produção de stress oxidativo e produzem alterações epigenéticas que induzem a carcinogénese. A indução da carcinogénese da mama ocorre através da interação entre a genética e os carcinogéneos ambientais. Assim, a redução dos xenoestrogénios ajuda a prevenir a carcinogénese da mama. Os instrumentos de rastreio para testar a estrogenicidade ajudam a identificar a população em risco de cancro da mama (Davis et al, 1993).

Os factores de risco modificáveis e não modificáveis adquiridos geram stress oxidativo que, por sua vez, produz polimorfismo dos genes específicos e alterações epigenéticas que podem ser transmitidas à geração seguinte (Ntanasis et al, 2013; Bernstein et al, 2013). As alterações epigenéticas são as mudanças causadas pelos factores ambientais, tanto endógenos como exógenos, que tornam o gene ativo ou inativo, afectando a expressão genética (Ntanasis et al, 2013). Vários grupos de genes estão envolvidos no desenvolvimento do cancro da mama. Torna-se um procedimento complexo isolar os genes específicos e efetuar testes genéticos. Basicamente, quatro grupos de genes estão envolvidos no desenvolvimento do tecido tumoral, nomeadamente os genes de reparação do ADN, os genes supressores de tumores, os proto-oncogenes e os genes suicidas (apoptose). A estabilidade dos genes de reparação do ADN constitui a base para a estabilidade do resto do grupo de genes (Anderson et al, 2008). Um oncogene é um proto-oncogene mutado. O proto-oncogene estimula as células a crescer, dividir-se e mover-se através de cada um dos pontos de controlo do ciclo celular. Se sofrer uma mutação, deixa de parar nos pontos de controlo da célula para garantir que esta é normal. O gene supressor de tumores actua para parar o crescimento anormal das células. O gene de reparação do ADN codifica as proteínas que funcionam para corrigir os erros que surgem quando a célula duplica o seu ADN antes da divisão celular. Os genes de reparação do ADN estão activos durante todo o ciclo celular, particularmente durante a fase G2, após a replicação do ADN e antes da divisão dos cromossomas. As mutações nos genes de reparação do ADN podem levar a falhas na reparação, o que, por sua vez, resulta na acumulação de mais mutações. Se a taxa de danos no ADN for superior à capacidade de reparação das células, a acumulação de danos no ADN resulta em cancro (Bernstein et al, 2013).

A carcinogénese é um processo com várias etapas. A produção de espécies reactivas de oxigénio (ROS) induz a carcinogénese. Os danos oxidativos nas células podem ocorrer através de uma produção anormal de ROS e de um nível reduzido de antioxidantes e de mecanismos deficientes de reparação do ADN. Relatórios recentes demonstram a associação entre polimorfismos de nucleótido único (SNP) nos genes de reparação do ADN e a suscetibilidade ao cancro humano. O stress oxidativo reflecte um desequilíbrio entre a produção de ERO e a capacidade dos sistemas biológicos para desintoxicar as ERO ou os danos daí resultantes. O stress oxidativo está envolvido no desenvolvimento do cancro (Halliwell et al, 2007). A reparação do ADN é um conjunto de processos através dos quais uma célula identifica e corrige danos nas moléculas de ADN que codificam o seu genoma. As vias de reparação do ADN que estão envolvidas no cancro da mama incluem BER, NER, MMR, HR. A reparação por excisão de bases (BER) repara os danos causados por uma única base azotada. A Reparação por Excisão de Nucleótidos (NER) repara o ADN danificado, que consiste normalmente em danos volumosos que distorcem a hélice, causados pela luz UV. A Reparação de Erros de Correspondência (MMR) está presente essencialmente em todas as células para corrigir erros que não são corrigidos pela leitura de provas. BER, NER e MMR são mecanismos de reparação do ADN que reparam danos numa única cadeia. Apenas uma das duas fitas de uma dupla hélice tem um defeito. No caso das quebras de cadeia dupla, ambas as cadeias de uma dupla hélice são cortadas.

Sugere-se que as variantes genéticas de reparação do ADN estejam associadas ao cancro da mama e ao risco de cancro da mama. Três mecanismos reparam as quebras de cadeia dupla, nomeadamente a junção de extremidades não homólogas (NHEJ), a junção de extremidades mediada por micro-homólogos (MMEJ) e a recombinação homóloga (HR) (Wilson et al, 1997; Reardon et al, 2006; Berg et al, 2012; Willey et al, 2014).O mecanismo de reparação do ADN existe em duas vias, nomeadamente danos no ADN causados por agentes exógenos e endógenos (vias BER,NER) e erros cometidos durante a replicação do ADN (vias MMR, HR)(Jackson et al, 2009; Ciccia et al, 2010).A inativação do gene de reparação do ADN por processos de inativação epigenética pode levar à instabilidade genómica que resulta em tumerogénese. Assim, a inativação do gene de reparação do ADN parece ser um evento importante na carcinogénese.

O fenótipo e o genótipo de dois indivíduos não são idênticos. As diferenças de fenótipo entre indivíduos, como a altura, o peso, a cor da pele, etc., baseiam-se na variação genética e na influência de factores ambientais. As diferenças genéticas devem-se a alterações na sequência de nucleótidos do genoma que têm origem em mutações. A variação genética manifesta-se como uma alteração dos nucleótidos no ADN. As mutações podem produzir alterações na proteína sem ter um efeito deletério na sobrevivência do indivíduo, o que constitui a base da evolução (Bhatnagar et al, 1999). A epigenética é o estudo das características celulares e fisiológicas que são hereditárias nas células filhas e não são causadas por alterações na sequência do ADN. É o genoma que não envolve uma alteração na sequência de nucleótidos. O mecanismo inclui a metilação do ADN e a modificação das histonas, cada uma das quais altera a forma como os genes são expressos sem alterar a sequência de ADN subjacente. A alteração epigenética é uma ocorrência regular e natural, mas pode ser influenciada por factores como a idade, o ambiente, o estilo de vida e o estado de doença (Egger et al, 2004). A espinha dorsal da sobrevivência sem cancro é o sistema eficaz de reparação do ADN. As mutações no sistema de reparação do ADN, nomeadamente no grupo NER, Xeroderma Pigmentosa (XP) e outros, podem ser devidas a hereditariedade. Outro mecanismo alternativo à mutação genética é o mecanismo epigenético de inativação de genes, em que um sistema de reparação do ADN pode ser inactivado ou ter a sua eficácia diminuída ao afetar o gene de reparação do ADN. Os mecanismos epigenéticos são utilizados de muitas formas diferentes para o controlo da expressão genética. Não implicam alterações na sequência primária do ADN. Os mecanismos epigenéticos são mecanismos reguladores da expressão genética. As modificações dos mecanismos epigenéticos são reversíveis e podem ser transmitidas às células filhas (Christoph et al, 2011).

A maioria dos casos é diagnosticada numa fase avançada devido à falta de sensibilização para a doença e à ausência de um programa de rastreio eficaz. Atualmente, os dois principais exames utilizados para diagnosticar o cancro da mama são a mamografia e a ecografia. Estes procedimentos de rastreio e diagnóstico ajudam no tratamento precoce da doença, localizando o tecido canceroso, mas não ajudam na prevenção. O processo de carcinogénese começa numa fase inicial, antes do aparecimento de um tumor visível. Pode ser identificado através de testes genéticos. No entanto, o cenário desfavorável é o facto de haver um maior número de genes envolvidos no processo de carcinogénese da mama e de se tornar difícil, dispendioso e moroso efetuar os testes para o respetivo gene. A identificação de um biomarcador genético eficaz que possa ser utilizado como procedimento de rastreio pode ajudar a isolar a população de alto risco de cancro da mama antes do aparecimento de um tumor visível ou mesmo antes do início do processo de carcinogénese. O presente estudo procurou identificar um biomarcador anatómico não invasivo e económico, o Dermatoglyphics, que pode ser utilizado para rastrear a população de alto risco de cancro da mama.

A dermatoglifia é o estudo científico dos padrões das cristas da pele nas palmas das mãos, nos dedos das mãos, nas plantas dos pés e nos dedos dos pés. O padrão das cristas dérmicas constitui uma parte importante da genética. A combinação caraterística de tipos de padrões é encontrada em diferentes doenças cromossómicas. Os traços dermatoglíficos são determinados geneticamente (Bhatnagar et al, 1999). A palavra Dermatoglifia vem de duas palavras gregas derma-pele e glyphe-carve, e refere-se à formação de cristas de fricção, que aparecem nas palmas das mãos e nas plantas dos pés. O estudo científico é designado por Dermatoglifia pelo Dr. Harold Cummins, o pai da análise das impressões digitais americanas (Shiono, 1986). Os padrões dermatoglíficos invulgares estão frequentemente relacionados com doenças genéticas (Katznelon et al, 1982; Shiono, 1986). As configurações de cristas na superfície volar da mão são formadas por filas paralelas elevadas de orifícios das glândulas sudoríparas, cada uma com cerca de meio milímetro de largura. Desenvolvem-se no terceiro mês de vida e estão sob forte, mas não exclusivo, controlo genético. As influências ambientais fetais são evidentes se considerarmos as diferenças que existem entre as mãos esquerda e direita de uma pessoa e a pouca dissemelhança nas mãos correspondentes de gémeos idênticos. A modificação ambiental também pode ser induzida por substâncias teratogénicas. A influência hereditária foi demonstrada através da análise de famílias utilizando coeficientes de correlação. As características dermatoglíficas são determinadas por muitos genes com uma ação aditiva, alguns dos quais podem ter uma herança dominante. Parece, por exemplo, que a contagem total das cristas dos dedos, a ansa radial hipotenar, a ansa interdigital IInd e o trirradius axial têm índices de hereditariedade mais elevados do que outras características dermatoglíficas. Devido à sua herança poligénica e porque não são influenciadas após o nascimento por factores externos como geográficos, económicos ou outros, os dermatoglifos são provavelmente o carácter mais útil para estudar a relação básica entre diferentes populações. O grande número de genes envolvidos explica a frequência das anomalias dermatoglíficas encontradas em muitas síndromes diferentes de anomalias cromossómicas (Josette, 1997).

Nos seres humanos, o desenvolvimento do botão mamário começa a desenvolver-se durante a sexta semana como um crescimento sólido da epiderme para o mesênquima subjacente. Estas mudanças ocorrem em resposta a uma influência indutiva do mesênquima. As cristas dérmicas desenvolvem-se em relação às almofadas volares, que também se formam na sexta semana de gestação e atingem o tamanho máximo entre as 12th e as 13th semanas. A mensagem genética contida no genoma, normal ou anormal, é decifrada durante este período e reflecte-se também nos dermatoglifos. Por conseguinte, estas características podem servir como marcadores de um desenvolvimento precoce alterado da mama. A identificação de mulheres com risco acrescido de desenvolver cancro da mama pode melhorar os resultados do tratamento do cancro da mama. Uma vez que a incidência de cancro da mama aumenta em casos com uma história familiar positiva, bem como em doentes com menarca precoce, menopausa tardia e obesidade, é possível que os factores genéticos desempenhem um papel importante. Após o nascimento, o padrão permanece mais ou menos constante e, por conseguinte, pode servir para estudar os padrões genéticos em qualquer indivíduo (Natekar et al, 2006).

A prevenção e o controlo do cancro da mama tornam-se indispensáveis para a sociedade. A análise do marcador genético pode ser útil para identificar a população em risco. Ter um marcador genético para o cancro da mama é, por si só, inofensivo. A predisposição genética é como uma semente: em condições favoráveis, a semente crescerá; sem essas condições, permanecerá adormecida. O objetivo do estudo é a prevenção e o controlo do carcinoma da mama através da compreensão da base genética da dermatoglifia e do papel dos acontecimentos da vida baseados em hormonas no cancro da mama. O presente estudo analisa a eficácia de um marcador anatómico não invasivo "Dermatoglifos" - um procedimento de rastreio - e a influência de acontecimentos de vida baseados em hormonas - um fator que provoca alterações epigenéticas que induzem a carcinogénese. A hipótese do presente estudo é obter uma associação significativa entre os padrões das cristas dérmicas das mãos e as variantes genéticas de reparação do ADN no risco de cancro da mama e a determinação do papel dos acontecimentos de vida baseados em hormonas. O estudo prosseguiu determinando a sua associação com as variantes das vias genéticas de reparação do ADN, que descrevem a base genética dos dermatoglifos e dos acontecimentos de vida baseados em hormonas, o que ajuda a isolar a população de alto risco para o cancro da mama, contribuindo assim para a prevenção e o controlo.

Capítulo 2. Finalidade e objetivo

2.1 Objetivo:

Estudar a Associação do Padrão da Crista Dérmica da Mão com Variantes Genéticas de Reparação do ADN e a Influência de Eventos de Vida de Base Hormonal na População Feminina com Cancro da Mama.

2.1.1 Objetivo:

Investigação da Associação entre os Padrões das Cristas Dérmicas das Mãos e as Variantes Genéticas de Reparação do ADN no Carcinoma da Mama Feminino e Determinação da Base Genética dos Factores de Risco no Carcinoma da Mama Feminino.

2.2. Justificação:

A Organização Mundial de Saúde salienta que deve ser dada prioridade à prevenção do cancro e às medidas de controlo do cancro da mama a nível mundial. A prevenção torna-se possível através da análise dos factores de risco. Os factores de risco são os hereditários, que representam cerca de 10% da incidência, e os factores de risco ao longo da vida, em especial os acontecimentos da vida baseados em hormonas, que representam a maior parte. Tanto as causas hereditárias como as adquiridas dos cancros da mama são determinadas geneticamente. Os factores de risco adquiridos geram stress oxidativo que, por sua vez, produz polimorfismo dos genes específicos que podem ser transmitidos à geração seguinte. Vários grupos de genes estão envolvidos no desenvolvimento do cancro da mama. O isolamento dos genes específicos e a realização de testes genéticos torna-se um procedimento complexo. Basicamente, quatro grupos de genes estão envolvidos no desenvolvimento do tecido tumoral, nomeadamente os genes de reparação do ADN, os genes supressores de tumores, os oncogenes e os genes suicidas (apoptose). A estabilidade dos genes de reparação do ADN constitui a base para o resto do grupo de genes (Thakur et al, 2005; Sarah et al, 2008; Berntein et al, 2013; Ntanasis et al, 2013).

O stress oxidativo é um problema grave bem estabelecido que desempenha um papel vital na redução da qualidade de vida de um indivíduo através de alterações epigenéticas. A incidência do cancro da mama hereditário é de apenas cerca de 5-10%, sendo que o restante fardo recai sobre os factores adquiridos ao longo da vida que resultam na produção de stress oxidativo. Os factores de risco ao longo da vida que produzem stress oxidativo no cancro da mama são designados por acontecimentos de vida baseados em hormonas. O presente estudo tem por objetivo isolar a população de alto risco, determinando a eficácia de um procedimento de rastreio não invasivo, rentável e menos moroso, o "Dermatoglyphics", analisando a sua associação com vias genéticas específicas de reparação do ADN e a base genética dos acontecimentos de vida baseados em hormonas.

Capítulo 3. Revisão da literatura

3.1. Cancro da mama:

O cancro da mama é o tipo de cancro mais frequente nas mulheres e é a causa mais comum de mortes relacionadas com o cancro entre as mulheres em todo o mundo. A distribuição do cancro varia entre as populações com base no seu estilo de vida, ambiente, estatuto socioeconómico, sensibilização e qualidade dos cuidados médicos. O cancro da mama é a neoplasia maligna mais comum entre as mulheres, representando 18% de todos os cancros femininos. O cancro ocorre em resultado de mutações ou alterações anormais nos genes que regulam o crescimento das células e as mantêm saudáveis. Os genes estão presentes no núcleo de cada célula, que funciona como uma sala de controlo de cada célula. Normalmente, as células do nosso corpo substituem-se a si próprias através de um processo ordenado de crescimento celular. As células novas e saudáveis vão-se substituindo à medida que as velhas vão morrendo. Mas com o tempo, as mutações podem "ligar" certos genes e "desligar" outros numa célula. As células afectadas ganham a capacidade de continuar a dividir-se sem controlo ou ordem, produzindo mais células e formando um tumor. Os vários factores de risco para o cancro da mama incluem a idade, a variação geográfica, a idade da menarca e da menopausa, a idade da primeira gravidez, o cancro da mama familiar, a doença benigna da mama anterior, a radiação, o estilo de vida, os contraceptivos orais e a terapia hormonal de substituição. As técnicas de rastreio praticadas atualmente podem reduzir a mortalidade, mas não a incidência. Uma melhor análise dos factores de risco pode ajudar na prevenção do cancro da mama, sendo a prevenção primária sugerida o controlo hormonal (McPherson et al, 2000; Gabriel et al, 2005; Sarah et al, 2008)

3.1.1. Epidemiologia:

A Índia é um país democrático com uma população de 1,27 mil milhões de habitantes. A incidência do cancro da mama aumentou globalmente nas últimas décadas. Verifica-se um grande aumento da incidência entre as asiáticas. A incidência do cancro da mama atinge o seu pico na Ásia entre as mulheres na casa dos 40 anos. Nos Estados Unidos e na Europa, atinge o pico entre as mulheres na casa dos sessenta anos. As estatísticas do cancro nas mulheres indianas são de 25-30 e a taxa ajustada à idade é de 30-35 novos casos por 100.000 mulheres por ano. Estima-se que, todos os anos, ocorram entre 1 000 000 e 1 25 000 novos casos na Índia. Prevê-se que o número de casos na Índia duplique em 2025. De acordo com um relatório da Agência Internacional de Investigação do Cancro (OMS) de 12 de dezembro de 2013,

As últimas estatísticas mundiais sobre o cancro referem que "o peso do cancro a nível mundial aumentou para 14,1 milhões de novos casos em 2012. O aumento acentuado do cancro da mama deve ser abordado". (Hortobagyi et al, 2005; Agarwal et al, 2007; Anderson et al, 2008; Porter et al, 2008; Anita , 2012)

3.1.1.1. Aumento acentuado do cancro da mama a nível mundial:

De acordo com o relatório da IARC, 1,7 milhões de mulheres foram diagnosticadas com cancro da mama no ano de 2012 e 6,3 milhões de mulheres sobreviventes foram diagnosticadas com cancro da mama nos cinco anos anteriores. Desde 2008, a incidência do cancro da mama aumentou mais de 20%, enquanto a mortalidade aumentou 14%. A causa mais comum de morte por cancro entre as mulheres é o cancro da mama - 5, 22.000 mortes em 2012. O cancro da mama é o cancro mais frequentemente diagnosticado entre as mulheres em 140 dos 185 países do mundo. Atualmente, o cancro da mama representa um em cada quatro casos de cancro nas mulheres. Mesmo nos países subdesenvolvidos, a principal causa de morte por cancro é o cancro da mama, o que pode dever-se a uma mudança no estilo de vida ou ao facto de os avanços clínicos não chegarem às mulheres que vivem nessas regiões, afirma o Dr. David Forman, chefe da secção de informação sobre o cancro do IARC, o grupo que compila os dados globais sobre o cancro. De um modo geral, as mudanças sociais e económicas e a alteração do estilo de vida nos países industrializados tornam-se a tendência mundial que conduz a um aumento da incidência do cancro associado a factores de risco reprodutivos, alimentares e hormonais. Embora a incidência esteja a aumentar a nível mundial, verificam-se desigualdades entre os países desenvolvidos e os menos desenvolvidos. A incidência é maior nos países desenvolvidos, mas a mortalidade é maior nos países menos desenvolvidos devido à falta de sensibilização para a deteção precoce e para os meios de tratamento. O Dr. Christopher Wild, Diretor do IARC, explica que "uma necessidade urgente no controlo do cancro é desenvolver abordagens eficazes e acessíveis para a deteção precoce, o diagnóstico e o tratamento do cancro da mama nas populações dos países menos desenvolvidos". "É fundamental alinhar a morbilidade e a mortalidade com os progressos realizados nos últimos anos nas regiões mais desenvolvidas do mundo" (Ferlay et al, 2013; Bray et al, 2013)

3.1.1.2. Cancro da mama na Índia:

O cancro da mama é uma doença mundial. A maior parte das causas do cancro da mama são geralmente uniformes em todo o mundo, mas cada região tem a sua própria singularidade em relação ao cancro. Segundo a PBCR, o cancro da mama é o cancro mais comum nas mulheres de toda a Índia e representa 25-31% de todos os cancros nas mulheres das cidades indianas. De acordo com o GLOBOCAN (OMS), em 2012, cerca de 70 218 mulheres morreram na Índia devido ao cancro da mama, a taxa mais elevada de todos os outros países, seguida da China, com 47 984 mortes, e dos EUA, em terceiro lugar, com 43 909 mortes. O cancro da mama é agora comum entre os 30 e os 40 anos de idade. A idade média de desenvolvimento do cancro da mama sofreu uma mudança significativa nas últimas décadas, passando de 60 para 30 anos. O cancro mais comum nas mulheres na maioria das cidades da Índia é o cancro da mama e o segundo mais comum nas zonas rurais. A apresentação tardia resulta numa diminuição da sobrevivência das mulheres com cancro da mama. A taxa de sobrevivência de cinco anos 1975-2004 nos Estados Unidos foi publicada pela Sociedade Americana de Oncologia Clínica (ASCO) em 2009. A sobrevivência global de cinco anos para o cancro da mama aumentou de 75% na década de 1970 para 89% em 2004. O país ocidental conseguiu uma melhoria constante e uma boa taxa de sobrevivência, principalmente devido ao rastreio do cancro da mama. Na Índia, segundo estimativas aproximadas do PBCR e dos Registos Hospitalares do Cancro (HBCR), a taxa de sobrevivência não ultrapassa os 60%, devido à falta de sensibilização para o cancro da mama. Mais de 50% das doentes apresentam-se na fase três e na fase quatro, pelo que o resultado não é tão bom como na fase inicial. A falta de sensibilização para o cancro da mama e a ausência de rastreio levam a que, naturalmente, a maioria das pessoas só se apresente sintomática quando atinge a fase 2B ou superior, o que torna difícil a sua sobrevivência durante mais tempo. Nos países ocidentais, a maioria dos doentes apresenta-se na fase 1 e 2, o que resulta numa boa taxa de sobrevivência. A Índia só conseguirá atingir este objetivo se promover intensamente o rastreio, a sensibilização e o tratamento adequado. O cancro da mama diagnosticado em mulheres jovens tende a ser mais agressivo. São tumores com Recetor 2 do Fator de Crescimento Epidérmico Humano (HER2)+ve, Recetor de Estrogénio (ER)/Recetor de Progesterona (PR)-ve ou HER2+, ER/PR os três negativos e têm um prognóstico pior do que os tumores com ER/PR +ve (relatório PBCR, 2009-2011).

3.1.2. Carcinogénese do cancro da mama:

A carcinogénese é um processo com várias etapas. A produção de espécies reactivas de oxigénio (ROS) induz a carcinogénese. Os danos oxidativos nas células podem ocorrer através de uma produção anormal de ROS e de um nível reduzido de antioxidantes e de mecanismos deficientes de reparação do ADN. Relatórios recentes demonstram a associação entre o polimorfismo de nucleótido único (SNP) nos genes de reparação do ADN e a suscetibilidade ao cancro humano. O stress oxidativo reflecte um desequilíbrio entre a produção de ERO e a capacidade dos sistemas biológicos para desintoxicar as ERO ou os danos resultantes do stress oxidativo, que está envolvido no desenvolvimento do cancro. Vários estudos referem os factores associados ao desenvolvimento do cancro da mama caracterizados por amplificações genéticas, deleções de genes, mutações pontuais e rearranjos cromossómicos. Acima de todos estes factores, o fator mais básico que causa alterações moleculares são as alterações epigenéticas, ou seja, a metilação do ADN na região promotora do gene e que controla a expressão genética. Sugere-se que a exposição aos estrogénios ao longo da vida seja o principal fator determinante do risco de cancro da mama. O metabolismo dos estrogénios em metabolitos genotóxicos e carcinogénicos e a estimulação do crescimento dos tecidos pela hormona participam na patogénese do cancro da mama. Estes processos, em conjunto, causam o início, a promoção e a progressão da tumerogénese. O mecanismo envolvido na carcinogénese da mama pelo estrogénio identificará os factores determinantes da suscetibilidade ao cancro da mama e permitirá identificar novos alvos para a prevenção da doença (Halliwell et al, 2007; Martin 2002; James et al; 2006).

3.1.3. Factores de risco para o cancro da mama - factores reprodutivos e de estilo de vida:

A incidência do cancro da mama aumenta com a idade e a taxa de risco duplica a cada 10 anos de idade até à menopausa, após a qual a taxa diminui lentamente. A incidência do cancro da mama aumenta com a idade nas mulheres na pré-menopausa e diminui com a idade nas mulheres na pós-menopausa. A incidência do cancro da mama ajustada à idade varia entre países até cinco factores. Segundo os estudos, as migrantes apresentam uma taxa de cancro da mama semelhante à do país de acolhimento, o que sugere que, para além dos factores genéticos, os factores ambientais desempenham um papel fundamental. A menarca precoce e a menopausa tardia têm um papel fundamental na carcinogénese da mama, resultando numa maior exposição ao estrogénio ao longo da vida. A menopausa natural após os 55 anos de idade apresenta um risco duas vezes superior ao de outras mulheres que entram na menopausa antes dos 45 anos de idade. Outro fator crucial que aumenta a exposição aos estrogénios é a nuliparidade e o primeiro parto após os 30 anos de idade. O risco destas mulheres é duas vezes superior ao das mulheres que têm o seu primeiro filho antes dos 20 anos. Segundo os estudos, o risco é mais elevado nas mulheres que têm o primeiro filho depois dos 35 anos. A história familiar em parentes de primeiro ou segundo grau aumenta o risco de cancro da mama. Cerca de 10% dos casos de cancro da mama são hereditários. (McPheron et al, 2000; Navneet et al, 2011).

Após extensas investigações, sugere-se que os factores de risco do cancro da mama são factores relacionados com a reprodução e o estilo de vida na população ocidental. Vários factores de risco endócrinos estão associados ao aumento do risco relativo de cancro da mama em mulheres após a menopausa. Um deles é a obesidade, que aumenta a produção de estrogénio através da atividade da aromatase no tecido adiposo da mama. O aumento do nível sanguíneo de estrogénio endógeno está associado a um risco relativo de 2,00-2,58. Todas as evidências apoiam o facto de que o aumento da exposição aos estrogénios endógenos durante a vida de uma mulher contribui para ser um fator causal do cancro da mama. As mulheres com antecedentes de doença benigna da mama têm um risco quatro a cinco vezes maior de desenvolver cancro da mama do que as que não apresentam quaisquer alterações proliferativas no tecido mamário. A exposição a radiações ionizantes aumenta o risco duas vezes. O risco relativo das mulheres que tomam contraceptivos orais e durante 10 anos após a interrupção dos agentes é de apenas 0,88, sem diferença significativa, o que sugere que o risco é menor. As actuais utilizadoras de Terapia de Substituição Hormonal (TRH) e as que cessaram 1-4 anos antes, o risco relativo é superior em 1,023. Foram identificados polimorfismos em genes associados ao metabolismo de estrogénios e carcinogénios associados ao estrogénio, androgénio e vitamina D. Os cancros esporádicos resultam do efeito combinado da expressão de genes de baixa penetrância e de factores ambientais. (McPheron et al, 2000; Lacrorix, 2005; Navneet et al, 2011).

3.2. Estrogénio e cancro da mama:

O estrogénio é uma hormona necessária para o desenvolvimento e crescimento normais dos seios e dos órgãos importantes para a gravidez. O estrogénio é essencial para a reprodução e regula os ciclos menstruais, ajudando também a manter o coração e os ossos saudáveis. Por outro lado, a exposição ao estrogénio ao longo da vida está associada ao risco de cancro da mama. A exposição ao estrogénio e o risco de cancro da mama podem dever-se ao facto de este estimular a divisão celular da mama, ao seu papel durante os períodos críticos de crescimento e desenvolvimento da mama, ao seu efeito sobre outras hormonas que estimulam a divisão celular das células da mama e ao seu apoio ao crescimento de tumores sensíveis aos estrogénios. Um estudo recente mostrou que as mulheres que desenvolveram cancro da mama tinham tendência a ter um nível mais elevado de estrogénio circulatório do que as outras. E a sobrevivência ao cancro da mama é melhor na população com cancro da mama com níveis de estrogénio circulante mais baixos (Alena et al, 2008; Sarah et al, 2008).

As dietas pobres em gordura e ricas em fibras diminuem o nível de estrogénio. Certos alimentos aumentam direta ou indiretamente o nível de estrogénio no sangue e aumentam o risco de cancro da mama. Os fitoestrogénios da dieta são plantas como a soja, o tofu, os cereais integrais, as frutas e os legumes e certas especiarias e ervas aromáticas. Poucos estudos referem que uma dieta com fitoestrogénios reduz o risco de cancro da mama. O excesso de peso e a obesidade antes e depois da menopausa aumentam o risco de cancro da mama. A principal fonte de estrogénio para uma mulher após a menopausa é a gordura corporal. As evidências sugerem que os níveis circulantes de estrogénio são mais baixos nas mulheres que praticam exercício físico regularmente. O consumo de álcool aumenta o risco de cancro da mama, pois aumenta o nível de estrogénio em circulação. As pílulas contraceptivas dependem do nível de estrogénio presente nas pílulas contraceptivas. As pílulas contraceptivas com maior teor de estrogénio aumentam o risco de cancro da mama. Mas o facto ainda não é conclusivo. O tratamento hormonal pós-menopausa (terapia de substituição hormonal) aumenta o risco de cancro da mama. Os estrogénios ambientais são substâncias químicas naturais (fitoestrogénios) ou sintéticas. São também designados por xenoestrogénios. Os xenoestrogénios imitam o efeito dos estrogénios humanos porque têm uma estrutura química semelhante que se adapta ao recetor de estrogénio. Alguns xenoestrogénios aumentam a divisão celular, aumentando assim o risco de cancro da mama. Muitos produtos químicos são identificados como xenoestrogénios, incluindo pesticidas, conservantes alimentares (BHT, BHA), detergentes industriais, compostos utilizados em plásticos, incluindo o bisfenol A e alguns corantes alimentares, solvente formaldeído utilizado no fabrico de tapetes e contraplacado. Outros produtos químicos, para além dos estrogénios ambientais, também afectam o nível de estrogénios no organismo, ao afectarem os níveis de outras hormonas no organismo que controlam a produção e a libertação de estrogénios dos ovários. (Shephard et al, 1996;Adlercrentz et al, 1997;Davis et al, 1997; Dees et al, 1997; Hankinson et al, 1997;Huang et al, 1997;Hunter et al, 1997;Tonila et al, 1997;Alena et al, 2008;Sarah et al, 2008).

3.3. Cenário atual do rastreio do cancro da mama - a nível nacional e internacional:

Vários modelos estatísticos apresentaram tanto a mamografia de rastreio como os meios de tratamento para reduzir a taxa de mortalidade por cancro da mama nos Estados Unidos. A nível internacional, a mamografia é o procedimento praticado para o rastreio do cancro da mama. Atualmente, não existe na Índia nenhum programa nacional ou regional de rastreio do cancro da mama. A mamografia está disponível como serviço de diagnóstico em todos os hospitais privados e públicos para as mulheres que estejam dispostas a pagar por ela. Na Índia, a mamografia não é aconselhada para o rastreio em massa por ser considerada dispendiosa. Várias iniciativas de saúde pública sensibilizam para a saúde da mama através de programas de sensibilização e do auto-exame da mama como programa de rastreio em massa. O auto-exame e o exame clínico da mama podem ajudar no tratamento precoce, mas não na prevenção. Os programas de sensibilização sobre hábitos de vida podem servir para prevenir a incidência. (Mittra, 1994; Donald et al, 2005; Agarwal, 2008).

Os dados dos registos de cancro mostram que a deteção precoce do cancro da mama resulta numa melhor sobrevivência. Atualmente, o único método considerado adequado para a despistagem em massa de mulheres assintomáticas é a mamografia. As vantagens incluem a redução da mortalidade, a melhoria do tratamento na fase inicial da doença e a melhoria da garantia de qualidade. Detecta tumores demasiado pequenos para serem palpados. As mulheres com idades compreendidas entre os 40 e os 74 anos que fazem uma mamografia de rastreio têm menos probabilidades de morrer de cancro da mama do que as mulheres que não fazem mamografia de rastreio. As desvantagens incluem o risco de radiação, mas a dose administrada é muito pequena e é improvável que cause qualquer dano, o benefício supera o risco, resultados falsos positivos que levam a exames imagiológicos e histopatológicos adicionais, cancros internos que se desenvolvem entre duas consultas sucessivas de mamografia de rastreio, os resultados dependem da competência do radiologista, a menor probabilidade de encontrar tumores da mama em mulheres com menos de 50 anos de idade pode dever-se ao facto de o tecido mamário ser mais denso nas mulheres mais jovens, além de aparecerem brancos numa mamografia, o que torna difícil a sua diferenciação do tecido mamário denso (Heywang et al, 2011).

3.4. Variantes genéticas de reparação do ADN e cancro da mama:

3.4.1. Gene de reparação do ADN:

A integridade genómica é mantida pela função eficaz do sistema de reparação do ADN. Consequentemente, prevê-se que a deficiência dos genes de reparação do ADN esteja associada a efeitos prejudiciais para a saúde, que incluem o aumento do risco de cancro e a aceleração do processo de envelhecimento. As vias de reparação do ADN envolvem o reconhecimento e a remoção de lesões do ADN, a tolerância a danos no ADN e a proteção contra erros de incorporação cometidos durante a reparação do ADN. Os relatórios sugerem que as variantes genéticas da reparação do ADN estão associadas a doenças específicas. O sistema de reparação do ADN monitoriza continuamente os cromossomas para corrigir quaisquer danos resultantes de agentes mutagénicos. Os danos são causados tanto por agentes endógenos como exógenos. A mudança gradual do ADN ocorre, portanto, mesmo em células que não proliferam. As proteínas de reparação por excisão de bases (BER) excisam e substituem as bases de ADN danificadas resultantes de danos oxidativos endógenos. As proteínas de reparação por excisão de nucleótidos (NER) removem os aductos volumosos causados por agentes ambientais. A reparação de erros de correspondência (MMR) corrige erros ocasionais de replicação do ADN. As vias de recombinação homóloga reparam as quebras de cadeia dupla. A epigenética também desempenha um papel crucial nalgumas variações da expressão dos genes de reparação do ADN. As vias de reparação do ADN, em particular as que reparam os danos oxidativos, têm sido sugeridas como um fator vital para contrariar o envelhecimento. Os polimorfismos e o estado de expressão dos genes podem determinar a importância da reparação do ADN nos processos normais de envelhecimento (Richard et al, 2001; Ronen, 2001).

3.4.2. Variante genética de reparação do ADN e risco de cancro da mama:

As evidências sugerem que a variação no gene de reparação do ADN pode contribuir para uma deficiência no sistema de reparação do ADN e, consequentemente, para o risco de cancro da mama. Ao longo dos últimos anos, os estudos efectuados têm relatado alelos variantes para o número de genes de reparação do ADN e a consequente deficiência na capacidade de reparação do ADN. A capacidade de reparação do ADN e a sua associação com o cancro da mama podem ajudar a identificar a etiologia do cancro. O significado funcional dos polimorfismos de reparação do ADN e o risco de cancro da mama são atualmente a área de investigação mais importante. Verificou-se que o número de polimorfismos de nucleótido único (SNP) nos genes de reparação do ADN está associado ao risco de cancro da mama (Smith et al., 2003). David J Hunter, 2009, referiu que se sabe que a deficiência no gene de reparação do ADN está presente em algumas formas familiares raras de cancro da mama. Os polimorfismos comuns no sistema de reparação do ADN podem alterar a capacidade de reparação do ADN de um indivíduo e a função das proteínas para reparar o ADN danificado. Estes défices na capacidade de reparação do ADN conduzem à instabilidade genómica e à carcinogénese. Uma revisão da literatura sobre estudos epidemiológicos realizados para avaliar a relação entre o polimorfismo de reparação do ADN e o desenvolvimento de cancro refere que estudos epidemiológicos de grande dimensão e não tendenciosos sobre polimorfismos comuns no sistema de reparação do ADN podem influenciar a ocorrência de cancro na presença de uma capacidade reduzida de reparação do ADN. Para além do risco de cancro, o sistema de reparação do ADN desempenha um papel crucial na resposta ao tratamento e na sobrevivência após o diagnóstico de cancro. As variações genéticas na reparação do ADN podem revelar-se importantes na farmacogenética, alterando a capacidade de reparação do ADN em resposta à radioterapia. (Fojo, 2001; Levy et al, 2001; Wang et al, 2001; Ellen et al, 2002).

XRCC1 Arg194Trp, XRCC3 Thr 241 Met, ERCC4 Arg 415 Gln, ERCC5 Asp 1104 His e risco de cancro da mama:

Segundo os estudos, a idade da menopausa e o polimorfismo XRCC1 Arg194Trp podem estar envolvidos na suscetibilidade individual ao cancro da mama. Os relatórios sugerem que o polimorfismo XRCC1Arg194Trp deve ser considerado como um fator preditivo do risco de cancro da mama e da sobrevivência ao cancro entre as mulheres polacas. Os dados de um estudo de controlo de casos sugerem uma possível associação do polimorfismo XRCC1 Arg194Trp com o risco de cancro da mama. Um estudo realizado na

Polónia não indicou uma associação significativa entre o risco de cancro da mama e o polimorfismo XRCC1 Arg194Trp e XRCC3 Thr 241 Met. Um estudo realizado na população saudita indicou que o polimorfismo XRCC1 rs1799782 estava envolvido na etiologia do cancro da mama. Um estudo hospitalar de controlo de casos realizado em mulheres coreanas e uma meta-análise de 12 estudos indicaram que o polimorfismo XRCC3 Thr/Met e Met/Met aumenta ligeiramente o risco de cancro da mama em comparação com o genótipo Thr/Thr. Um estudo de caso-controlo baseado numa clínica indicou que as variantes XRCC1Arg194Trp, XRCC3 Thr 241 Met e ERCC4/XPF 415 Gln/Gln, particularmente em combinação, são susceptíveis de cancro da mama. Uma meta-análise de 48 estudos de caso-controlo sugeriu que os polimorfismos XRCC3 Thr 241Met são um gene de baixa penetrância suscetível ao cancro da mama (Smith et al, 2003; Shizhong et al, 2006; Lee et al, 2007; Silva, 2007; Sobczuk et al 2009; Fatima et al, 2013; Przybylowka, 2013; Feng et al, 2014)

Um estudo realizado para associar as variantes do gene de reparação do ADN à doença benigna da mama (BBD) em mulheres com elevado risco de cancro sugeriu que os alelos variantes nas variantes genéticas de reparação do ADN podem alterar a BBD e atuar como um potencial marcador intermédio do risco de cancro da mama, particularmente entre subgrupos de elevado risco. Uma meta-análise realizada para obter uma estimativa precisa da associação entre a variação Asp1104his da Xeroderma Pigmentosa tipo G (XPG) e Arg 415 Gln da Xeroderma Pigmentosa tipo F (XPF) e o risco global de cancro sugeriu um risco de baixa penetrância. (Xiao et al, 2014). Um estudo realizado na população alemã observou que o XRCC1 Arg194Trp e o XRCC3 Thr 241 e o ERCC4 Arg 415 Gln contribuem para a suscetibilidade ao cancro da mama. Observou-se que os genes envolvidos na via de reparação por excisão de nucleótidos removem os aductos de ADN volumosos e são genes de baixa penetrância de suscetibilidade ao cancro. Os autores concluíram que o risco de cancro da mama pode ser elevado em mulheres com polimorfismos nas vias de excisão de nucleótidos e com aductos de ADN de hidrocarbonetos aromáticos poliautomáticos detectáveis. XRCC1

Arg194Trp e XRCC3 Thr 241 e ERCC4 Arg 415 Gln apresentam um risco de baixa penetrância para o cancro da mama, de acordo com uma revisão realizada em 2005. Um estudo realizado para analisar o risco de radiação ionizante e o risco de cancro da mama sugeriu uma possível associação entre ERCC4 Arg 415 Gln e o risco de cancro da mama (Dimitrescu, 2005; Chi - Hin Cho, 2006; Katherine et al, 2007; Preetha et al, 2008; Timothy et al, 2009)

Sugere-se que os estrogénios endógenos induzam o stress oxidativo e iniciem a proliferação celular, resultando em danos no ADN e carcinogénese. As vias de reparação do ADN, nomeadamente BER e NER, podem atuar como modificadores que, por sua vez, afectam a exposição aos estrogénios e o risco de cancro da mama. Foi realizado um estudo de caso-controlo de base hospitalar para analisar a associação e sugeriu-se que os polimorfismos genéticos XRCC1 Arg194Trp, ERCC5 Asp1104 His têm uma associação significativa e conferem uma maior suscetibilidade aos estrogénios endógenos, resultando no desenvolvimento de cancro da mama. Foi realizado um estudo caso-controlo de base populacional entre afro-americanos e brancos para avaliar o polimorfismo das vias NER ERCC4 Arg 415 Gln e ERCC5 Asp1104 His associado ao tabagismo e ao cancro da mama. Na população estudada, verificou-se que o tabagismo está significativamente mais associado aos africanos e americanos do que aos brancos e que os polimorfismos das vias NER alteram a relação entre o tabagismo e o cancro da mama. Um estudo realizado para analisar o efeito do polimorfismo de nucleótido único no gene XPG no cancro da mama observou uma frequência significativa de associação nos casos do que nos controlos (Kumar, 2003; Mechanic et al, 2006; Hsu et al, 2010.).

3.4.3. Papel do stress oxidativo e da epigenética no gene de reparação do ADN:

O stress oxidativo é o desequilíbrio entre o nível de antioxidantes e as espécies reactivas de oxigénio (ROS). O stress oxidativo é criado quando o nível de ROS supera o nível de antioxidantes ou quando há uma deficiência de antioxidantes. O stress oxidativo provoca danos no ADN, que se tornam o passo inicial da carcinogénese. Estudos sugerem que os factores ambientais, o elevado stress psicológico e a falta de uma alimentação equilibrada aumentam o nível de ROS. Esta interação gene-ambiente desempenha um papel vital no desenvolvimento do cancro da mama. A função normal da célula é mantida pelas proteínas de reparação do ADN eficazes, pelo que qualquer deficiência na sua função pode resultar em danos irreversíveis. A manutenção do nível das proteínas do stress oxidativo e das proteínas de reparação do ADN protege as células normais dos efeitos destrutivos das ROS (Kanf 2002; Crutis 2010).

Há um ditado sobre o envelhecimento "Cada hora dói, a última mata", todos os dias ocorrem milhares de danos no ADN no nosso corpo. As vias eficientes de reparação do ADN desempenham um papel vital na reparação dos danos. Qualquer deficiência no sistema de reparação do ADN pode resultar na acumulação de mais danos no ADN, que é o principal fator que resulta na carcinogénese. Outro acontecimento fundamental que ocorre é o silenciamento epigenético das vias de reparação do ADN, que, juntamente com o polimorfismo, pode dar origem à tumerogénese. Existem dois grandes sistemas de reparação do ADN: um repara os danos causados por radiações e por danos endógenos no ADN, como o stress oxidativo (vias BER, NER), o outro mecanismo repara os erros que ocorrem durante a replicação do ADN (MMR, HR). A epigenética pode ser utilizada de muitas formas para controlar a expressão dos genes. Não implicam alterações na sequência do ADN. A inativação epigenética das vias de reparação do ADN no cancro foi descrita para várias vias de reparação do ADN. Esta inativação epigenética aumenta a instabilidade genómica na carcinogénese. Este é um evento vital na iniciação do cancro (Christoph 2011).

3.5. Dermatoglifos e risco de cancro da mama:

3.5.1. História dos dermatoglifos:

A dermatoglifia é o estudo das cristas dérmicas da palma da mão e da planta do pé. O termo foi cunhado por Cumin e Midlo em 1926. A formação das cristas desenvolve-se por volta das 13 semanas de idade gestacional e a formação do padrão completa-se por volta das 19 semanas. As cristas dérmicas são únicas em todos os indivíduos e permanecem inalteradas. O número de genes é responsável pela configuração das cristas dérmicas. O estudo das impressões digitais descreve as mensagens genéticas vitais de um indivíduo. Foram realizados estudos em anomalias congénitas, cancro da mama, leucemia, etc. Em 1858, William Herchel fez a primeira experiência sobre as cristas dérmicas na Índia. Em 1892, Sir Francis Galton efectuou uma investigação aprofundada e sugeriu o significado hereditário das cristas dérmicas e as suas variações biológicas em diferentes grupos raciais. O livro intitulado "The classification and uses of finger prints" foi escrito por Sir Edward Henry em 1893. Em 1926, Cumins e Midlo cunharam o termo dermatoglifia. Em 1945, Penrose investigou o padrão das cristas dérmicas na síndrome de Down e em anomalias congénitas. O livro intitulado "Dermatoglyphics in medical disorders" foi publicado por Schaumann e Alter em 1976. Finalmente, a situação atual da dermatoglifia é que o diagnóstico de certas doenças pode ser feito com base nas cristas dérmicas.

Vários investigadores afirmam que a análise dos padrões das cristas dérmicas tem um elevado grau de exatidão (Herchel, 1880; Galton F, 1892; Cummins, 1943; Schauman, 1976; Priya et al, 2013)

3.5.2. Desenvolvimento embriológico das cristas dérmicas:

As configurações das cristas epidérmicas, uma vez formadas, permanecem inalteradas durante toda a vida pós-natal. É um facto que as configurações das cristas dérmicas não são afectadas pelo ambiente ou pela idade, o que constitui um quadro importante nos estudos genéticos. Padrões dermatoglíficos invulgares estão associados à síndrome de Down, o que aumenta o valor da dermatoglifia na medicina clínica. Consequentemente, a compreensão da morfogénese pré-natal das configurações das cristas dérmicas é fundamental para a nossa interpretação da sua variação e da sua relação com defeitos congénitos. O desenvolvimento da mão pré-natal e das almofadas volares da futura mão aparece ventro-dorsalmente como uma placa achatada durante as semanas 5th e 6th após a fertilização, por volta da semana 6th são vistos raios de dedos distintos e entalhes inter-digitais, por volta da semana 7th a condensação mesenquimal diferencia-se dentro da mão. Às 8,5 semanas, os eixos dos metacarpos ossificam e atingem a morfologia externa semelhante à do bebé. O desenvolvimento das cristas epidérmicas precede a formação das almofadas volares. As almofadas volares são eminências localizadas na região apical ventral dos dedos e nas áreas interdigitais, tenares e hipotenares das palmas das mãos. As almofadas volares são os locais de desenvolvimento das cristas epidérmicas (Galton, 1892; Cummins, 1936; Burdi AR, 1977; Babler, 1991)

Desenvolvimento das cristas epidérmicas:

O período crucial da formação da crista primária situa-se entre as 11 e as 17 semanas. Por volta das 10-11 semanas, a regressão da almofada volar corresponde ao início do desenvolvimento das cristas epidérmicas. Estas aparecem como proliferações celulares formando cristas primárias e aumentam em número consoante o crescimento da mão. O resultado é a formação de ramificações, ilhas e minúcias. Assim, o desenvolvimento das cristas primárias define as configurações básicas das cristas na superfície da pele volar. Estas cristas primárias desenvolvem-se na interface epiderme-derme e não na superfície da pele. Aumentam em dimensão e largura e penetram profundamente na derme. Por volta das 14 semanas, o anlagen da glândula sudorípara, a futura glândula sudorípara e o ducto aparecem em intervalos uniformes nos ápices das cristas, alongam-se e penetram profundamente na derme. A relação entre a crista primária e a glândula sudorípara resulta na formação de uma prega glandular. Esta prega glandular corresponde à crista superficial visível na palma da mão e na planta do pé. Os acontecimentos vitais da ontogénese ocorrem às 15-17 semanas. Aparecem cristas secundárias e falta o anlagénio da glândula sudorípara que forma as pregas sulcadas superficiais. A formação da crista secundária corresponde ao fim da crista primária. Consequentemente, por volta das 17 semanas, a formação da crista do feto é semelhante à do adulto. Entre as 17 e as 24 semanas, as cristas secundárias continuam a proliferar até corresponderem uma a uma às cristas primárias. Por volta das 24 semanas, a configuração das cristas epidérmicas atinge a estrutura adulta (Hale, 1949; Fleischhauer, 1951; Babler, 1991).

Os factores que influenciam as configurações da crista são a tensão de crescimento, a topografia da almofada volar, os factores neurotróficos, os feixes de cristas e os factores esqueléticos. As configurações da crista são determinadas muito antes da sua formação, por volta das 5 a 6 semanas. Este facto exclui o envolvimento da topografia da almofada volar na configuração da crista. Por conseguinte, a almofada volar desenvolve-se em relação à configuração da crista. Um fator que influencia a configuração da crista é sugerido como sendo o comportamento celular. Bonnevie, 1929, sugeriu que o comportamento celular pode ter um papel na formação da crista (Bonnevie, 1929; Elsdale, 1976; Green, 1978).

3.5.3. Genética e Epigenética - O seu significado clínico na dermatoglifia:

Durante o início da gravidez, as perturbações do crescimento intrauterino causadas por factores genéticos e ambientais podem ser acompanhadas de dermatoglifia anormal. Os dermatoglifos podem ser utilizados para reforçar o procedimento de diagnóstico e selecionar a população para os procedimentos de diagnóstico. As evidências sugerem que os traços dermatoglíficos reflectem o desenvolvimento pré-natal. O ruído do desenvolvimento reflecte-se nos traços dermatoglíficos como a assimetria na configuração das cristas. A presença de 10 espirais digitais está associada a mulheres com múltiplos abortos espontâneos. Babler 1978 relatou num estudo pré-natal de fetos que os abortos espontâneos sem defeitos grosseiros ou cromossómicos e sem indicação confirmada de qualquer anomalia têm uma frequência de arcos superior à normal. Babler relatou uma apresentação semelhante em outro artigo separado. Suzumori 1980 relatou que o desenvolvimento da crista é atrasado em mais de duas semanas em distúrbios cromossómicos. Sugere-se que a profundidade da crista esteja associada ao padrão da crista. Os abortos espontâneos apresentam uma profundidade de crista reduzida em comparação com o normal. O aumento da assimetria flutuante é um reflexo do desequilíbrio na homeostase do desenvolvimento a nível molecular, cromossómico e epigenético. Sugere-se que os traços dermatoglíficos contenham mais informações sobre o desenvolvimento. O padrão em espiral apresenta uma maior profundidade em comparação com o padrão em arco, que está associado a uma menor profundidade das cristas. A dermatoglifia é a história viva do desenvolvimento pré-natal. Um estudo transversal realizado em carcinoma oral sugeriu que a dermatoglifia palmar tem um enorme significado clínico para isolar a população em risco de desenvolver carcinoma oral. Os autores relataram um aumento da frequência de arcos e uma redução da frequência de espirais no carcinoma oral. (Adams, 1967; Julian, 1970; Rose, 1972; Woolf, 1977; Babler, 1979; Parsons, 1990; Babler, 1991; Ambika, 2013).

3.5.4. Dermatoglifos e cancro da mama:

Os estudos referem que existe uma possível influência genética nos padrões das cristas e concluem que o cancro da mama pode ser previsto utilizando variáveis dermatoglíficas distintas. Verificou-se que seis ou mais espirais e o índice médio de intensidade do padrão são estatisticamente significativos na população com cancro da mama. Um padrão de seis ou mais espirais apresentou-se com maior frequência no cancro da mama e também na população de alto risco, sem diferença significativa entre eles. Foi registada uma diferença significativa entre o grupo de controlo e o grupo de cancro da mama, bem como entre o grupo de controlo e o grupo de alto risco. Os resultados de um estudo realizado sobre dermatoglifia palmar revelaram alterações estatisticamente significativas na contagem das cristas dos dedos e nos padrões digitais na população com cancro da mama. A dermatoglifia é um biomarcador anatómico simples, não invasivo e pouco dispendioso, que pode ser utilizado como um indicador fiável para o rastreio do cancro da mama em populações de alto risco. A dermatoglifia, enquanto procedimento de rastreio, ajuda na prevenção, na deteção precoce e no tratamento precoce, reduzindo assim a incidência, a morbilidade e a mortalidade das mulheres com cancro da mama. A contagem de cristas A-B, os ângulos ATD e os padrões digitais apresentaram uma associação significativa com a população com cancro da mama. (Sakineh et al, 2006; Khandel et al, 2007; Sridevi et al, 2010; Shivaji et al, 2012; Abilasha et al, 2014).

3.5.5. Dermatoglifia e análise genética:

Um estudo realizado na asma, que associou os dermatoglifos palmares e os polimorfismos do gene ADAM33, revelou que os polimorfismos rs44707 e rs2787094 estão associados aos dermatoglifos palmares e à asma, sugerindo que os polimorfismos podem ser uma das bases genéticas subjacentes à associação entre a asma e os dermatoglifos palmares. Um estudo realizado associando o polimorfismo R577X do gene da alfa actinina-3 na população brasileira com as variáveis dermatoglíficas relatou possível associação e sugeriu que os resultados ajudam na redução substancial de erros na seleção de atletas com potencial de alto desempenho, especialmente em desportos que requerem potência muscular anaeróbica (AMP) (Carlos et al, 2013; Xue et al, 2013).

Capítulo 4. Metodologia

O estudo transversal está a ser realizado com 150 mulheres em três grupos, cada um com 50 elementos, no Departamento de Anatomia, ACS Medical College and Hospitals, Dr. MGR Educational and Research Institute, Universidade, Departamento de Biotecnologia Industrial, Dr. MGR Engineering and Research Institute, Dr. MGR Educational and Research Institute University, Tamilnadu, Índia, e Saveetha Medical College and Hospital, Saveetha University, Chennai, Tamilnadu, Índia. Os participantes têm idades compreendidas entre os 35 e os 60 anos. O estudo teve início após a obtenção da aprovação do Comité Institucional de Ética Humana da Universidade de Saveetha - IHEC n.º 06/10/2012, datado de -09th de outubro de 2012. Chennai, Tamilnadu. Os participantes recebem explicações pormenorizadas sobre o procedimento e a sua cooperação e vontade são obtidas através de um consentimento informado. A prevalência do cancro da mama na Índia é de 30-33 por 100 000 habitantes. Estima-se que o tamanho da amostra seja de 50 pessoas em cada grupo para detetar um rácio de probabilidades de 4 com um poder de 90% a um nível de significância de 5%. A técnica de amostragem utilizada é a atribuição aleatória simples.

Os participantes são agrupados com base em critérios de seleção. O grupo I inclui mulheres com diagnóstico histopatológico de cancro da mama como local primário de carcinoma. O Grupo II inclui mulheres classificadas como de alto risco para o cancro da mama com base nos seus antecedentes familiares de cancro da mama (mãe, irmã ou filha) ou em quaisquer dois critérios baseados na sua exposição endógena aos estrogénios, que incluem antecedentes menstruais (menarca precoce abaixo dos 12 anos, menopausa tardia acima dos 50 anos), estado de paridade (primeira gravidez a termo - PTP acima dos 30 anos, nuliparidade), antecedentes pessoais de fibro-adenoma, obesidade, terapia de substituição hormonal (TRH). O grupo III inclui mulheres normais e saudáveis. Os critérios de exclusão para os grupos I e II incluem o cancro da mama desenvolvido como secundário a partir de um local de origem primário noutro local, população exposta a quimioterapia ou radioterapia, população afetada por qualquer outro problema de saúde grave, participantes do sexo masculino e pessoas que não possuam cristas dérmicas visíveis devido à sua profissão. Os critérios de exclusão para o grupo III incluem: antecedentes pessoais ou familiares de cancro da mama, antecedentes pessoais ou familiares de tumores não malignos, população exposta a quimioterapia ou radioterapia, população afetada por qualquer outro problema de saúde grave, participantes do sexo masculino e pessoas que não possuam sulcos dérmicos visíveis adequados devido à sua profissão.

4.1. Procedimento de recolha de dados:

4.1.1. Situação demográfica da população do estudo:

A situação demográfica do doente é recolhida como parte da sua avaliação subjectiva.

O procedimento foi realizado nas seguintes fases:

Fase 1:

Fase 1.1: Estudo dos padrões das cristas dérmicas da mão e da sua assimetria flutuante na população feminina com cancro da mama

Fase 1.2: Estudo sobre as variantes genéticas de reparação do ADN na população feminina com cancro da mama

Fase 1.3: Estudo da Associação entre as Variáveis Dermatoglíficas Qualitativas e Quantitativas, a sua Assimetria Flutuante e as Variantes Genéticas de Reparação do ADN no Cancro da Mama.

Fase 2: Estudo sobre a influência da base genética dos principais factores de risco no carcinoma da mama feminino

Tabela - I: Situação demográfica da população do estudo.

SI	FACTORES	CASOS (n=50)	casos de alto risco (n=50)	CONTROLO (n=50)
1	Idade (média ± DP)	49.4±5.4	49.9±5.6	49.6±5.8
2	Idade da menarca (média ± DP)	12.9±1.7	12.7±1.6	13.2±1.2
3	Idade na menopausa (média ± DP)	51.8±1.7	52.5±1.6	49.8±1.8
4	Idade da primeira gravidez a termo em mulheres pardas (média ± DP)	28.5±4.17	29.5±3.8	24.7±3.5
5	Nuliparidade	28	18	5
6	História familiar positiva de cancro da mama	26	21	-
7	IMC (média ± DP)	26.6±3.7	27.1±3.7	25.3±3.4
8	História de adenoma fibroso	9	18	-

4.1.2. Análise dermatoglífica e genética:

A análise dermatoglífica é efectuada através da recolha de dados sob a forma de imagens fotográficas digitais dos dígitos e da palma da mão direita e esquerda com o respetivo perfil de todos os participantes e analisadas através do computador por um avaliador treinado que é cego para o estudo. A variável dermatoglífica qualitativa inclui: > seis espirais digitais, total de espirais digitais, total de arcos digitais, total de alças digitais radiais, total de alças digitais ulnares, total de outros padrões digitais complexos. A variável dermatoglífica quantitativa inclui a contagem das cristas dos dedos da mão direita e da mão esquerda, a contagem total das cristas dos dedos, a contagem absoluta das cristas dos dedos, a contagem das cristas a-b da direita e da esquerda, o ângulo atd da direita e da esquerda, o índice da linha principal da direita e da esquerda, o índice de intensidade do padrão digital, o índice de intensidade do padrão palmar (Sridevi et al, 2010, Sakineh, 2006). A análise genética é efectuada através da recolha de 3 ml de sangue periférico em tubos de ensaio revestidos com EDTA (ácido etilenodiamino tetra-acético) por via venosa. O procedimento inclui a extração de ADN, seguida da amplificação de segmentos de genes de reparação do ADN utilizando a reação em cadeia da polimerase (PCR) e a identificação do polimorfismo de nucleótido único utilizando o polimorfismo de comprimento de fragmento de restrição (RFLP). O resultado é analisado utilizando as respectivas variáveis. As variantes genéticas de reparação do ADN incluídas no estudo são, XRCC1 Arg 194 Trp, rs -1799782 , XRCC3 Thr 241 Met, rs-861539 , ERCC4 Arg 415 Gln, rs- 1800067, ERCC5 Asp 1104 His rs- 17655(Jacobsen, et al, 2003; Smith et al, 2003;Shizhong et al, 2006; Jorgensen et al, 2009; Mei-Ling Zhu et al, 2012;Xiao, 2014). As variáveis utilizadas para analisar os acontecimentos de vida baseados em hormonas são a idade >50 anos, o aumento da idade menstrual, as mulheres pós-menopáusicas, a idade da primeira gravidez a termo, a nuliparidade, a obesidade, a história familiar de cancro da mama (mãe, irmã, filha) (McPheron et al, 2000; Nelson et al, 2002; Rossouw et al, 2002; Thakur et al, 2005).

Capítulo 5. Fase 1.1: Estudo do Padrão da Crista Dérmica da Mão e da sua Assimetria Flutuante na População Feminina com Cancro da Mama.

5.1.Introdução:

Sendo o cancro da mama um cancro comum nas mulheres em idade reprodutiva, devem ser aplicadas medidas de rastreio eficazes para isolar a população de alto risco de cancro da mama e, assim, prevenir a doença. A população de alto risco só pode ser isolada através do rastreio genético. O rastreio de genes específicos responsáveis pelo cancro da mama tem sido praticado, o que constitui um procedimento dispendioso e não pode confirmar a ocorrência da doença. O rastreio do gene do cancro da mama torna-se um procedimento complexo, uma vez que há um maior número de genes responsáveis e não há testes disponíveis para todos os genes. Os testes genéticos não são acessíveis a todas as categorias da população. Tendo em conta todos estes aspectos, o presente estudo foi realizado para analisar a eficácia de um procedimento de rastreio não invasivo, rentável, viável e que constitui um marcador anatómico do nosso padrão de ADN, a dermatoglifia. A dermatoglifia é o estudo da configuração das cristas epidérmicas nas palmas das mãos, solas e pontas dos dedos (Shivaji et al, 2015). É reconhecido como um método científico para estudos médico-legais, antropológicos e genéticos (Henry, 1937). A dermatoglifia é um procedimento antigo, ainda em prática na China após mil anos de prática clínica. A dermatoglifia é utilizada para identificar a capacidade atlética e para diagnosticar condições médicas. A correlação entre os padrões dermatoglíficos e a previsão do cancro foi referida em estudos anteriores (Mutin, 1980). A análise dermatoglífica pode ser utilizada como procedimento de rastreio para identificar a população em risco com base na origem genética. O cancro da mama é uma dessas doenças que tem predisposição genética e pode apresentar padrões dermatoglíficos peculiares na população de risco (Seltzer, 1990).

A instabilidade genómica no ADN reflecte-se no padrão das cristas dérmicas. O termo assimetria flutuante descreve o grau de assimetria ou instabilidade entre a mão direita e a mão esquerda de um indivíduo. É a diferença aleatória entre os dígitos homólogos da mão direita e da mão esquerda. A assimetria flutuante é a indicação de perturbação ambiental (Martin et al, 1982; Arrieta et al, 1993) que, por sua vez, é o reflexo da instabilidade genética. A assimetria flutuante parece reflectir a alteração epigenética dos genes. Este conceito torna-se evidente quando se examina o padrão da crista dérmica e a assimetria flutuante de gémeos idênticos que partilham o útero e o mesmo ADN. Os gémeos idênticos, mesmo que partilhem um padrão de ADN comum durante a fertilização, os seus padrões de cristas dérmicas são diferentes. Assim, a assimetria flutuante reflecte a instabilidade genómica na população com cancro da mama. No presente estudo, foi feito um esforço para identificar as variáveis dermatoglíficas digitais e palmares específicas do cancro da mama, que podem ser utilizadas para segregar a população em risco e tomar medidas preventivas e terapêuticas precoces

5.2. Procedimento de recolha de dados:

Os dados recolhidos junto do participante, após uma explicação pormenorizada sobre o procedimento e a sua cooperação e vontade, são obtidos através de um consentimento informado. A situação demográfica do paciente é recolhida como parte da sua avaliação subjectiva. Os dados são recolhidos sob a forma de imagens fotográficas digitais dos dígitos e da palma da mão direita e da mão esquerda e as variáveis são analisadas utilizando o computador. A assimetria flutuante é a medida da diferença nos parâmetros quantitativos entre os dígitos homólogos da mão direita e da mão esquerda |R-L|. As variáveis utilizadas como medida de resultado para analisar a assimetria flutuante são a assimetria flutuante da contagem das cristas dos dedos (FRC) polegar, indicador, médio, anelar e mindinho, contagem das cristas A-B, ângulo ATD e índice da linha principal (MLI). Todas as variáveis são avaliadas por um avaliador treinado que não tem conhecimento do estudo e do estado do grupo.

A CRF de cada dígito é calculada a partir das cristas dérmicas que intersectam a linha imaginária que une o ponto central do núcleo e o ponto triradial chamado ponto delta. O arco não tem trirradiais, pelo que a contagem é zero. A contagem das cristas A-B é o número de cristas intersectadas pela linha que une os tríradios 'A'- na base do dedo indicador e os tríradios 'B'- na base do dedo médio. O ângulo ATD é avaliado medindo o ângulo entre os pontos Triradii "A" (na base do dedo indicador), "T" (perto do eixo do quarto metacarpo na extremidade proximal perto do pulso) e "D" (na base do dedo mindinho). O índice da linha principal é medido como a direção de saída das cristas distais. É calculado adicionando o ponto de saída dos pontos Triradii "A" e "D". A diferença entre a contagem de cristas dos dígitos homólogos da mão direita e da mão esquerda |R-L| é considerada como uma medida de AF. A contagem média das cristas dos dedos (MFRC) é a medida da contagem média das cristas de todos os dígitos. A contagem total das cristas dos dedos (TFRC) é a contagem total das cristas dos dedos dos dígitos da mão direita e da mão esquerda e, para o verticilo, é registada a maior contagem. A Contagem Absoluta de Cristas dos Dedos (CRAD) é a contagem total de cristas de todos os dígitos, calculando duas contagens de tri-raios para o padrão do verticilo. O índice de intensidade do padrão é a contagem do número total de trirrádios nos dígitos e na palma da mão, sendo designado por índice de intensidade do padrão palmar e índice de intensidade do padrão digital.

Padrões básicos

Arco

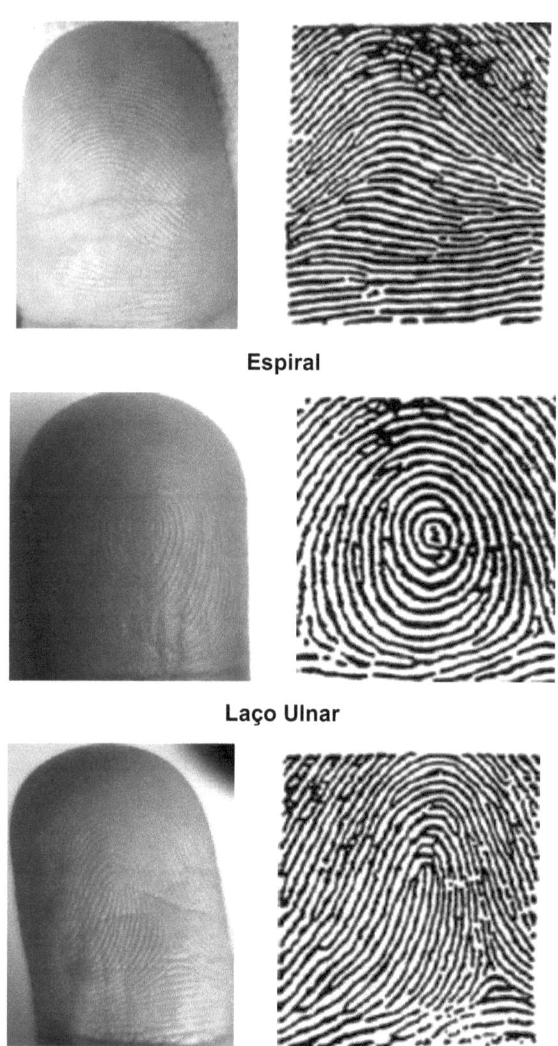

Espiral

Laço Ulnar

Laço radial

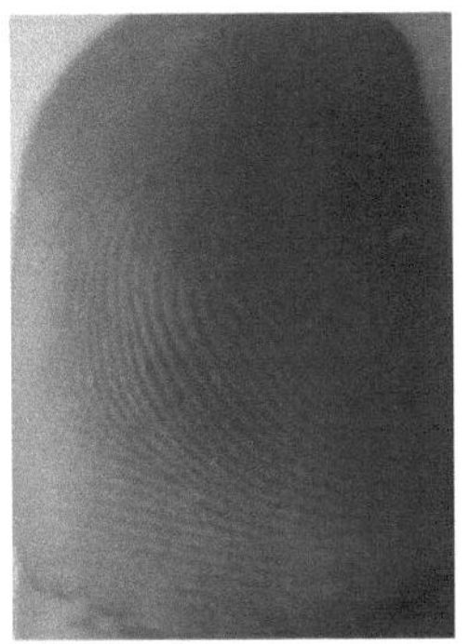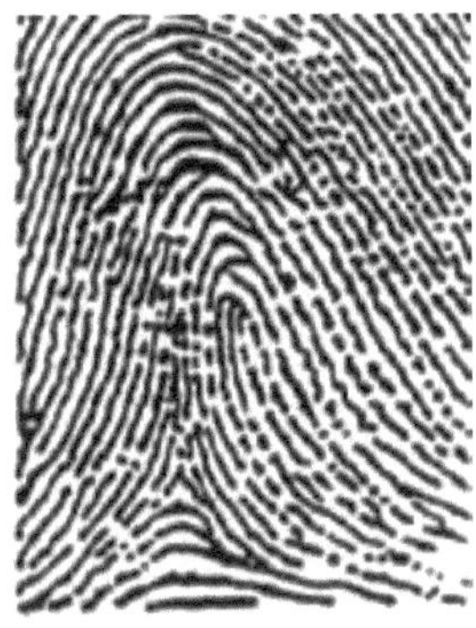

Laço de convergência

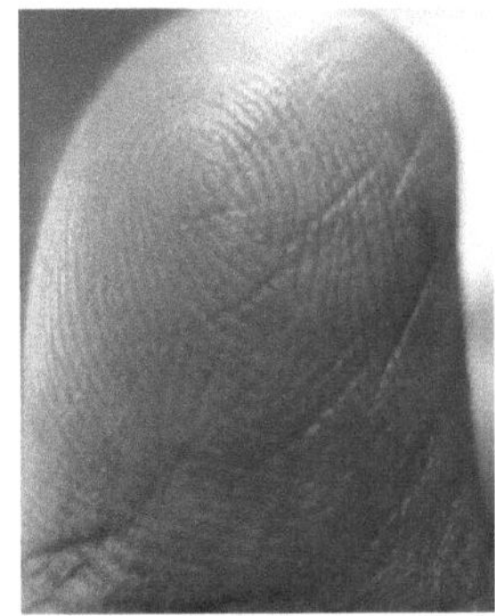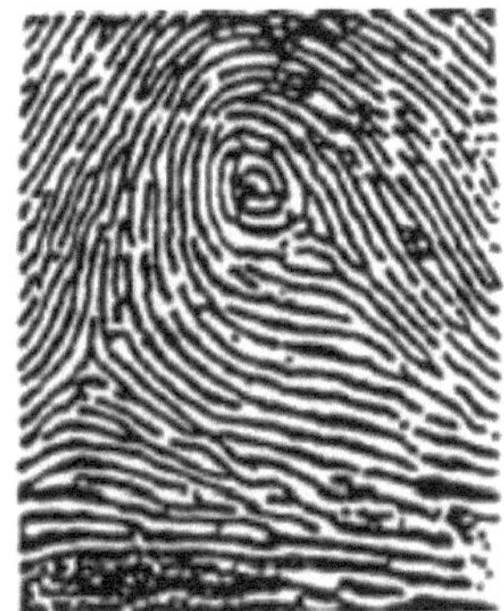

Laço geminado

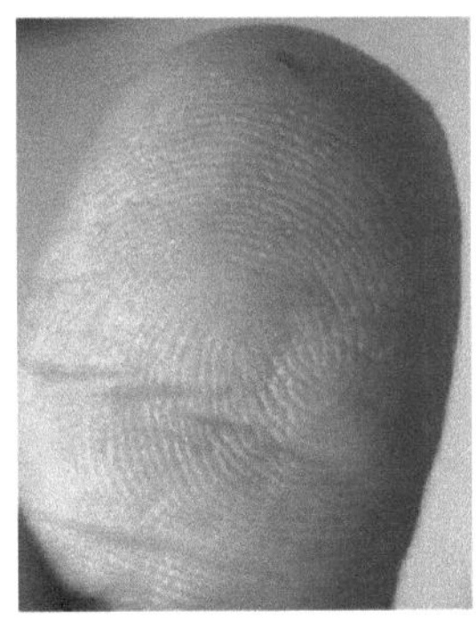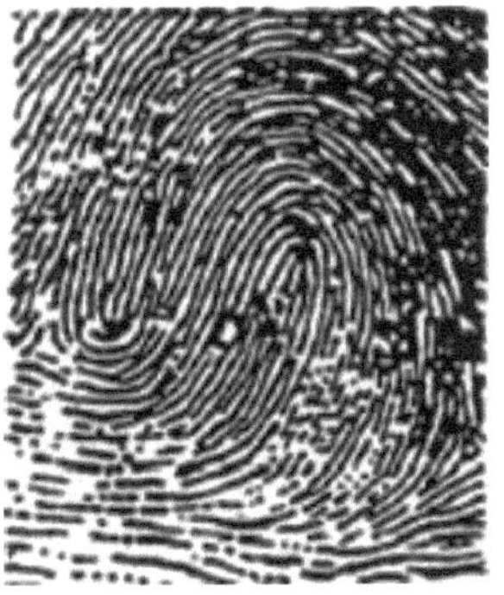

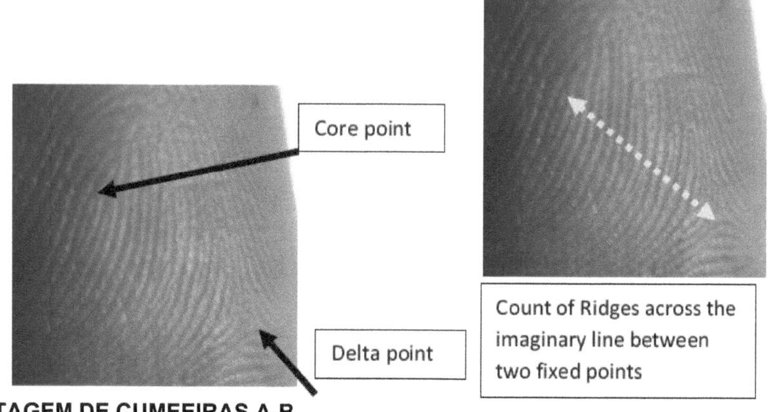

CONTAGEM DE CUMEEIRAS A-B

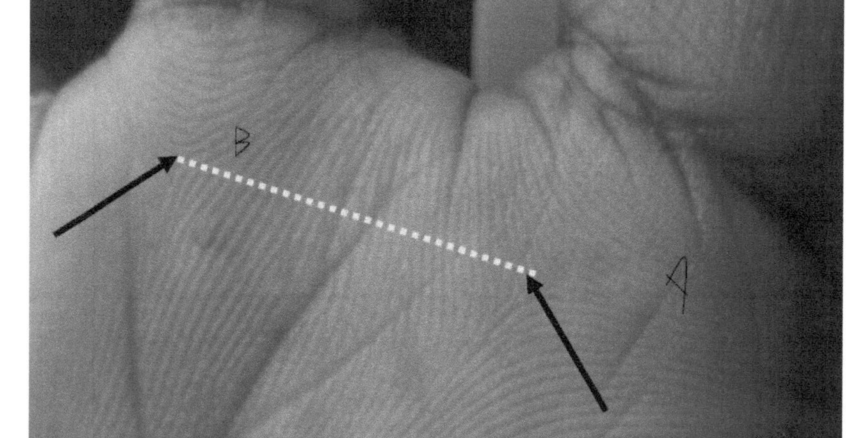

Count of ridges across the line drawn between A and B triradii.

ÂNGULO PALMAR (ATD)

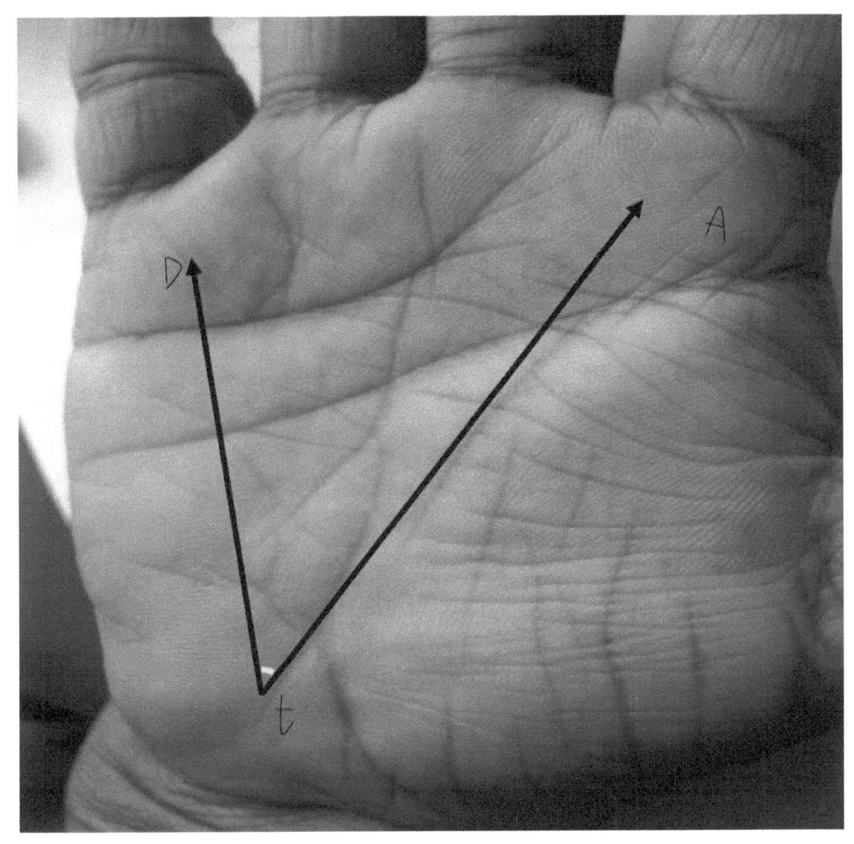

ÍNDICE DA LINHA PRINCIPAL (MLI)

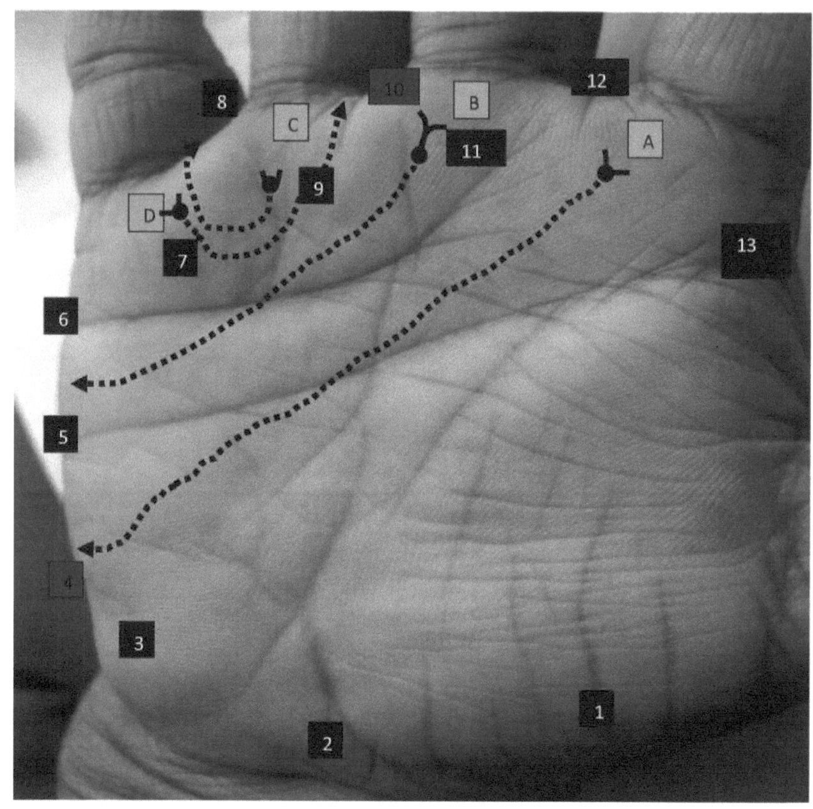

> O índice da linha principal é a soma dos números no ponto de saída das trirrádios A e D. Por exemplo, o ponto de saída de A é 4 e o ponto de saída de D é 10, 4+10=14. MLI =14.

5.3. Análise de dados:

O teste do qui-quadrado é utilizado para analisar os parâmetros qualitativos. O teste t de Student é utilizado para analisar as variáveis quantitativas e para medir a AF entre as cristas dérmicas da mão direita e da mão esquerda. A média da diferença na contagem de cristas entre as mãos direita e esquerda |R-L| é utilizada como medida de assimetria flutuante.

Tabela - II: Associação entre as variáveis dermatoglíficas, a sua assimetria flutuante e o risco de cancro da mama.

Variáveis	Cancro da mama e grupo de alto risco	Grupo de alto risco e de controlo	Cancro da mama e grupo de controlo
> 6whorls	NS	**P<0.05**	**P<0.05**
Espirais	NS	NS	NS
Arco	NS	**P<0.0001**	**P<0.0001**
Laço radial	NS	**P<0.0001**	**P<0.0001**

Laço Ulnar		NS	P<0.0001	P<0.0001
Outros padrões		NS	P<0.05	P<0.0001
TFRC		P<0.01	P<0.0001	P<0.0001
AFRC		NS	NS	P<0.05
A-B Contagem de cumeeiras	R	P<0.01	P<0.0001	P<0.0001
	L	P<0.01	P<0.0001	P<0.0001
Ângulo ATD	R	P<0.0001	P<0.0001	P<0.0001
	L	P<0.0001	P<0.0001	P<0.0001
MLI	R	P<0.0001	P<0.01	P<0.0001
	L	P<0.0001	NS	P<0.0001
PII	P	P<0.0001	NS	P<0.001
	D	P<0.05	P<0.001	P<0.0001
Polegar FA		NS	P<0.0001	P<0.0001
FA Dedo indicador		NS	P<0.0001	P<0.0001
FA Dedo médio		NS	P<0.0001	P<0.006
FA Dedo anelar		NS	P<0.0001	P<0.0001
FA Dedo mindinho		NS	NS	NS
FA A-B RC		P<0.06	NS	<0.004
Ângulo FA ATD		P<0.05	P<0.0001	NS
FA MLI		P<0.005	NS	P<0.0001

NS- Não significativo

Figura-I: Associação entre as variáveis dermatoglíficas qualitativas (%) e o risco de cancro da mama.

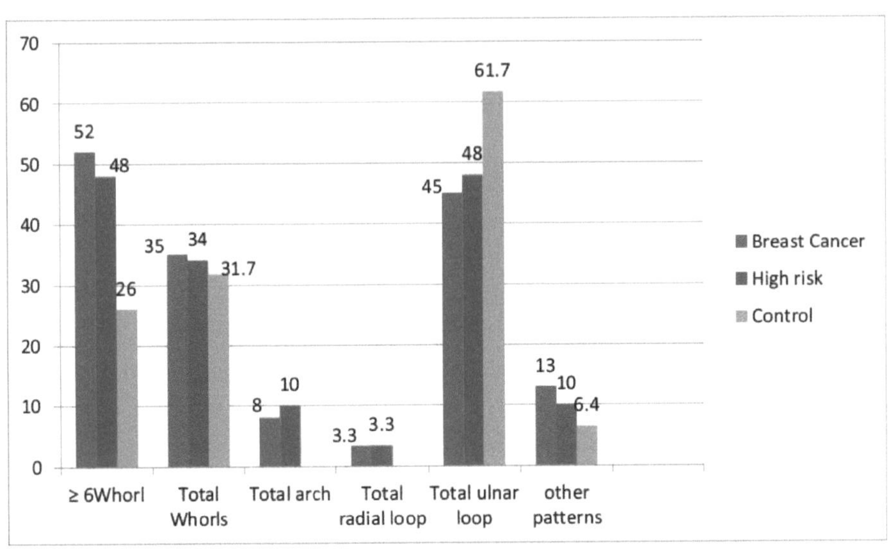

Figura -II: Associação entre as variáveis dermatoglíficas quantitativas (contagem média) e o risco de cancro da mama (A).

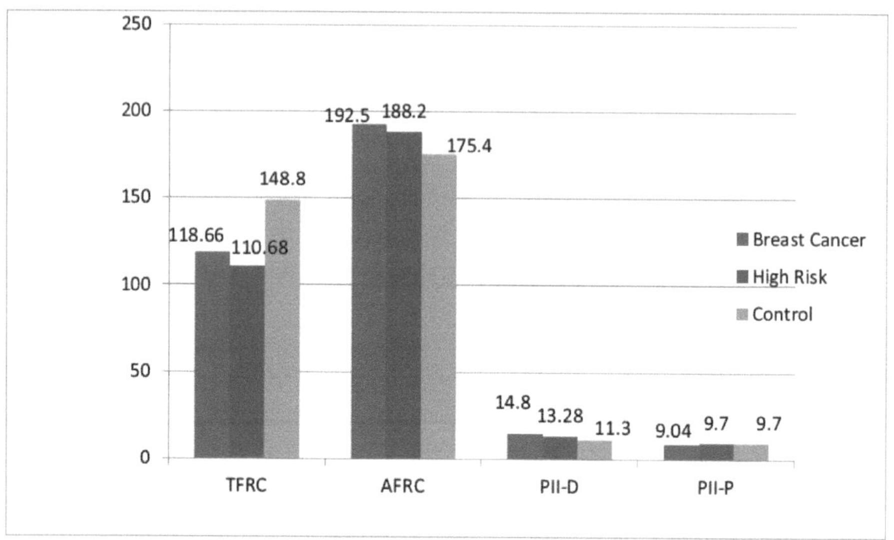

Figura -III: Associação entre as variáveis dermatoglíficas quantitativas (contagem média) e o risco de cancro da mama (B).

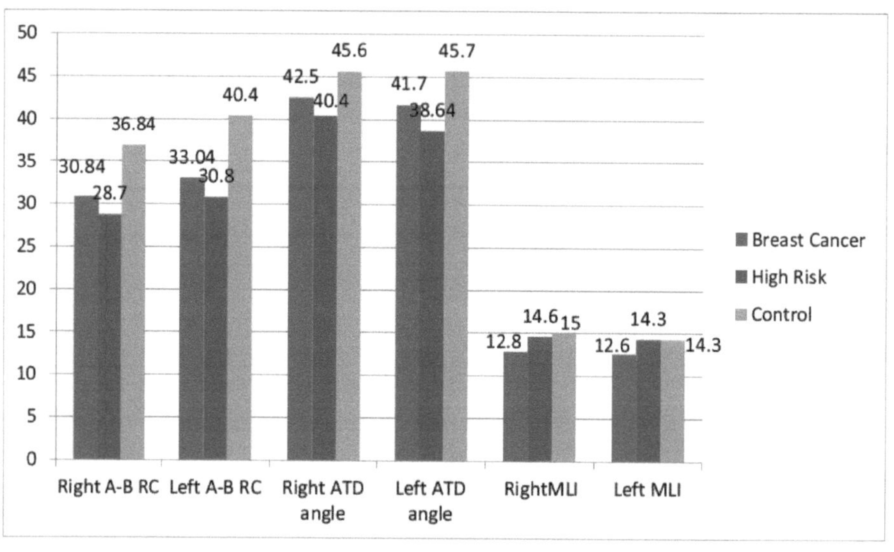

Figura - IV: Associação entre a Assimetria Flutuante (diferença média) e o Risco de Cancro da Mama.

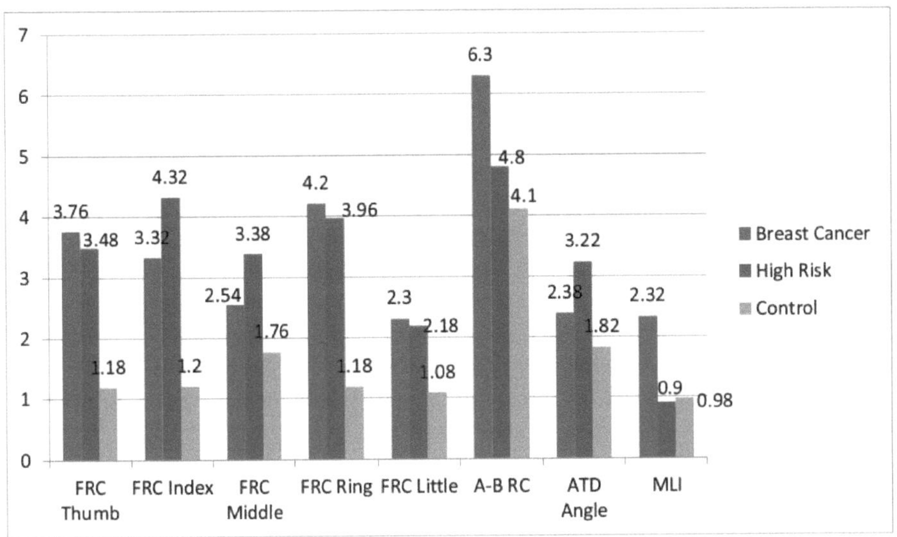

5.4. Resultados:

Os padrões digitais com seis ou mais espirais, seguidos do arco, da ansa radial e da ansa ulnar, da contagem de cristas A-B (esquerda) e do ângulo ATD, apresentaram uma diferença significativa entre o grupo de cancro da mama e o grupo de controlo e entre o grupo de alto risco e o grupo de controlo (p<0,05). A contagem total de cristas nos dedos, a contagem de cristas A-B (direita), o índice da linha principal (direita) e o índice de intensidade do padrão digital apresentaram diferenças significativas entre todos os grupos (p<0,05). A contagem absoluta das cristas dos dedos mostrou uma diferença significativa apenas entre o cancro da mama e o grupo de controlo (p<0,05). O índice da linha principal (esquerda) e o índice de intensidade do padrão palmar mostraram uma diferença significativa entre o cancro da mama e o grupo de controlo e entre o cancro da mama e o grupo de alto risco (p<0,05). A diferença média da contagem de cristas entre os dedos homólogos da mão direita e da mão esquerda é analisada para avaliar a assimetria flutuante. A contagem média das cristas dos dedos polegar, indicador e anelar mostrou uma diferença significativa entre o cancro da mama e o grupo de controlo e entre o grupo de alto risco e o grupo de controlo (p<0,0001). A contagem das cristas A-B mostrou uma diferença significativa entre o cancro da mama e o grupo de controlo apenas (p<0,004). O ângulo ATD mostrou uma diferença significativa entre o cancro da mama e o grupo de alto risco e entre o grupo de alto risco e o grupo de controlo (p<0,05). O índice da linha principal mostrou uma diferença significativa entre o cancro da mama e o grupo de alto risco e entre o cancro da mama e o grupo de controlo (p<0,05).

As variáveis dermatoglíficas típicas que podem ser utilizadas como biomarcador para isolar a população de alto risco e com cancro da mama da população de controlo são seis e mais de seis espirais, seguidas de arco, ansa radial e ansa ulnar, contagem de cristas A-B (esquerda). Os padrões complexos, a contagem total das cristas dos dedos, a contagem absoluta das cristas dos dedos, o ângulo ATD, a contagem das cristas A-B (direita), o índice da linha principal e o índice de intensidade digital e palmar podem ser utilizados para isolar a população com cancro da mama. A contagem de cristas A-B (direita), o ângulo ATD, o índice de intensidade do padrão digital e o índice da linha principal (direita) podem ser utilizados para isolar a população de alto risco.

5.5. Discussão:

O presente estudo esforçou-se por identificar os parâmetros diferenciadores da crista dérmica entre o grupo de alto risco e o grupo de cancro da mama e comparou o resultado com participantes saudáveis normais. Existem cerca de seis variáveis qualitativas e dez variáveis quantitativas. A observação geral dos resultados obtidos no estudo mostrou uma diferença significativa nos padrões das cristas dérmicas dos participantes saudáveis do grupo de alto risco e do grupo de cancro da mama, e os padrões observados no grupo de alto risco e no grupo de cancro da mama ajudam a categorizar, até certo ponto, a origem familiar do cancro da mama. As variáveis dermatoglíficas que mostraram uma diferença significativa entre o grupo de cancro da mama e o grupo de controlo são: redução da contagem de cristas nos dedos, redução da contagem de cristas interdigitais (A-B), redução do ângulo ATD palmar, redução do índice da linha principal e aumento do índice de intensidade do padrão digital. A frequência do padrão digital observada é de seis ou mais de seis espirais, seguida da ansa ulnar e de uma frequência aumentada de arco e ansa radial no grupo de cancro da mama, em comparação com o grupo de alto risco e o grupo normal. Do mesmo modo, no grupo de alto risco, há mais participantes com seis ou mais espirais, seguidos de arco e ansa radial, observados em alta frequência em comparação com indivíduos saudáveis. A elevada frequência de arco é observada no grupo de alto risco em comparação com o grupo de cancro da mama. As frequências dos padrões digitais observadas em indivíduos saudáveis são a elevada frequência da ansa ulnar, seguida da espiral, do padrão composto, do arco e da ansa radial, por ordem. A frequência do padrão digital no grupo com cancro da mama é semelhante à do grupo de alto risco, mas, comparativamente, a frequência da espiral é superior à do arco. Os arcos são os padrões menos frequentes nos participantes saudáveis. Todos estes factos constituem uma prova da hipótese de que os padrões dermatoglíficos representam a instabilidade genómica no cancro da mama, que pode ser de origem familiar ou devida a condições ambientais no útero durante a fase de desenvolvimento que afectam o genoma.

Um estudo realizado entre mulheres indianas não encontrou qualquer diferença significativa entre casos e controlos no que diz respeito aos arcos e encontrou uma maior frequência de anéis ulnares nos casos, o que não está de acordo com o presente estudo. Um estudo relatou uma menor percentagem de anéis ulnares em doentes com cancro da mama em comparação com o grupo de controlo, o que está de acordo com o presente estudo, e também encontrou menos anéis radiais em comparação com os controlos, o que não está de acordo com o presente estudo. Outros poucos estudos, incluindo o presente estudo, observaram que o padrão em espiral era maior nas doentes com cancro da mama do que no grupo de controlo. Seltzer observou que 95% dos indivíduos com seis ou mais espirais tinham cancro ou estavam em risco elevado. Um estudo relatou mais espirais digitais (seis em dez) nos casos em comparação com os controlos. Os verticilos são mais frequentes nos doentes com cancro do que nos controlos e foram encontrados mais verticilos (seis ou mais) na maioria dos doentes (estatisticamente muito significativo). A contagem de cristas A-B é menor nos casos em comparação com os controlos. Yunyu Zhou verificou que a contagem de cristas A-B é significativamente mais baixa nos casos. Isto está de acordo com o presente estudo. Pelo contrário, poucos estudos concluíram que a contagem de cristas A-B é significativamente maior em doentes com cancro da mama do que no grupo de controlo. Esta diferença de padrões nos vários estudos pode dever-se a diferentes grupos raciais. No seu estudo, Shivaji encontrou uma diminuição do ângulo ATD nas doentes com cancro da mama. Este facto está de acordo com o presente estudo. Em doentes com cancro, o ângulo médio da ATD é maior do que no grupo de controlo. Chintamani encontrou uma diminuição da contagem total das cristas dos dedos em doentes com cancro da mama, o que está de acordo com o presente estudo. Poucos estudos encontraram um aumento da contagem total das cristas dos dedos em doentes com cancro da mama e outros não encontraram qualquer relevância. Foi registada uma diminuição da contagem total de cristas dos dedos e uma diminuição da contagem absoluta de cristas dos dedos, o que está de acordo com o presente estudo. Observou-se uma diferença significativa no índice da linha principal nas doentes com cancro da mama em comparação com o grupo de controlo, o que está de acordo com o presente estudo. (Luis de, 1975;King et al,1980;MiM, 1987; Seltzer et al 1990; Yunyu Zhou et al, 2001;Desouza, 2006;Natekar et al, 2006;Sakineh et al, 2006;Chintamani et al, 2007; Sridevi et al, 2010;Fulari et al, 2012;Kavitha et al, 2012;Shivaji et al, 2012; Aprajita et al, 2013)

As variáveis dermatoglíficas típicas baseadas na assimetria flutuante que podem ser utilizadas como biomarcador para isolar a população de alto risco e de cancro da mama são a contagem das cristas dos dedos polegar, indicador e anelar. A contagem das cristas A-B e o índice da linha principal podem ser utilizados para isolar a população com cancro da mama e o ângulo ATD para isolar o grupo de alto risco. Existem muito poucos estudos que descrevam a AF do padrão de cristas dérmicas no cancro da mama. É possível que o padrão de crista dérmica tenha uma base genética e uma instabilidade genómica, o que se reflecte na assimetria flutuante. Embora estejam definidos muitos factores de alto risco, a assimetria flutuante dos padrões de cristas dérmicas actua como um fator adicional que reflecte os danos no ADN e ajuda a tomar medidas preventivas e efeitos terapêuticos precoces. Natekar 2006 relatou que o polegar FA, a contagem de cristas A-B e o ângulo ATD diferem significativamente no cancro da mama, o que está de acordo com o presente estudo. Os genes são geralmente simétricos no seu estado ótimo. Os dois olhos, orelhas, mãos, dentes, etc., que mostram simetria, o nosso padrão de cristas também deve representar simetria bilateral. O Department of medical genetics and cell biology, china 2009, relatou uma diferença significativa na AF dos dígitos e no ângulo ATD, o que está de acordo com o presente estudo. Qualquer desvio ou perturbação na representação fenotípica da simetria bilateral reflecte a instabilidade genómica.

Cada área dos padrões de cristas dérmicas da mão representa o estado de genes específicos no momento do desenvolvimento. (Livshits, 1987;Natekar et al, 2006).

Todas as alterações das cristas epidérmicas nos indivíduos têm uma caraterística dermatoglífica distinta, que se mantém inalterada ao longo da vida. O cancro da mama é uma das doenças malignas mais comuns que afectam as mulheres. Um rastreio rigoroso e uma intervenção atempada podem salvar milhares de vidas. O conceito de assimetria flutuante é refletido de forma mais sensível no padrão da crista dérmica das mãos no cancro da mama. Os vários parâmetros representam os diferentes complexos genéticos. Assim, a assimetria flutuante do padrão da crista dérmica pode ser utilizada como uma ferramenta poderosa e sensível para o rastreio do cancro da mama na população. A dermatoglifia é um marcador anatómico simples, económico e não invasivo que pode ser utilizado como um indicador fiável para o rastreio da população de alto risco em países em desenvolvimento como a Índia, para deteção precoce e terapia precoce. Assim, os dermatoglifos podem ser utilizados como uma ferramenta eficaz no programa de rastreio em massa do risco de cancro da mama.

Capítulo 6. Fase 1.2: Estudo sobre as variantes genéticas de reparação do ADN na população feminina com cancro da mama.

6. 1. Introdução:

A reparação do ADN é um conjunto de processos através dos quais uma célula identifica e corrige danos nas moléculas de ADN que codificam o genoma. As vias de reparação por excisão de bases (BER), reparação por excisão de nucleótidos (NER), recombinação homóloga (HR) e complementação cruzada de reparação por excisão (ERCC) reparam o ADN danificado e os polimorfismos nestes genes podem afetar a suscetibilidade ao cancro da mama. A BER e a NER são dois mecanismos que reparam o ADN de cadeia simples, excisando as sequências danificadas e utilizando a cadeia de ADN complementar como modelo para preencher a lacuna resultante. Os danos no ADN podem causar lesões que podem ou não distorcer a estrutura da dupla hélice, sendo estas reparadas pelas vias BER e NER, respetivamente.

Vários genes operam nas vias de reparação do ADN, incluindo a reparação por excisão cruzada que complementa a deficiência de reparação em roedores, o grupo de complementação 4 - ERCC4, ERCC5, a reparação por raios X que complementa a reparação defeituosa em células de hamster chinês - XRCC1, XRCC3. Estes genes codificam proteínas com funções especializadas na reparação de ADN danificado. Estudos epidemiológicos anteriores que examinaram a associação entre a variação hereditária na reparação do ADN envolvida nas vias NER e BER e o risco de cancro da mama foram inconclusivos. O presente estudo investigou as associações entre os genes das vias NER, BER e HR e o risco de cancro da mama. Os polimorfismos nestes genes podem alterar a função das proteínas codificadas por XRCC1, XRCC3, ERCC4 e ERCC5, levando à possibilidade de as mulheres com alelos variantes terem uma capacidade de reparação reduzida e uma maior suscetibilidade ao cancro da mama. O presente estudo teve como objetivo avaliar a associação entre SNPs em quatro genes de reparação do ADN, nomeadamente XRCC1 Arg 194 Trp (rs 1799782), XRCC3 Thr 241 Met (rs 861539), ERCC4 Arg 415 Gln (rs 1800067), ERCC5 Asp 1104 His (rs 17655) e o risco de cancro da mama.

6.2. Procedimento de recolha de dados:

O estudo foi efectuado no departamento de biotecnologia industrial da Faculdade de Engenharia Dr. MGR, instituto de ensino e investigação Dr. MGR. O procedimento de recolha de dados inclui a recolha de 3 ml de sangue periférico em tubos de ensaio revestidos com EDTA através de uma punção venosa. O procedimento inclui a extração de ADN, seguida da amplificação de segmentos de genes específicos utilizando a reação em cadeia da polimerase e a identificação do polimorfismo utilizando o polimorfismo de comprimento de fragmentos de restrição.

6.2.1. Extração de ADN:

É atribuído um código identificador único às amostras. De cada participante no estudo são colhidos 3 ml de sangue em tubos de ensaio revestidos com EDTA. A estratégia seguida para o isolamento do ADN das células sanguíneas inclui a lise das células, as fases de separação (transportando ADN, ARN e proteínas) e a precipitação do ADN. As células sanguíneas são lisadas utilizando tampão de lise de hemácias e proteinase K. As fases de separação são efectuadas utilizando o tratamento com fenol-clorofórmio. A precipitação das cadeias de ADN é efectuada com etanol a 95% na presença de sal de sódio. O sedimento de ADN é lavado com etanol a 70% para dissolver os sais. O sedimento é seco ao ar e finalmente reconstituído em tampão Tris EDTA e armazenado a -20°C até ser utilizado para genotipagem. Os resultados do ADN genómico foram analisados utilizando documentação em gel.

6.2.2. Análise de genotipagem:

A determinação dos polimorfismos XRCC1 Arg194 Trp, XRCC3 Thr 241 Met, ERCC4 Arg 415 Gln, ERCC5 Asp 1104 His é efectuada por termociclador PCR. As condições de PCR para o volume total de reação de 25 µl a concentração de trabalho é tampão PCR - 1X, trifosfatos de desoxinucleótidos (dNTPs) - (250 µm) - 0.25 µl, primer Forward (10pm/µl) - 1 µl, primer Reverse (10 pm/µl) - 1 µl.Taq DNA polimerase (5u/µl) (GeNet Bio) - 0,75 µl, DNA genómico - 2µl, transferido para tubos capilares. A condição de termociclagem da reação da polimerase em cadeia é de 5 minutos de desnaturação inicial a 95°C, seguida de amplificação a 95°C durante 1 minuto e 30 segundos, temperatura de recozimento a 68°C, 58°C, 56°C para XRCC1, ERCC4, ERCC 5, respetivamente durante 1 minuto e 30 segundos e 72°C durante 30 segundos, 35 ciclos e extensão final a 72°C durante 7 minutos. A reação de PCR para XRCC3 é realizada num volume total de reação de 20 µl contendo 10 ng de ADN genómico, 0,4 u de Taq polimerase (GeNetBio) em tampão de PCR 1X, 1,5 mM de $MgCl_2$, 50 mM de dNTPs e 250 nM de cada iniciador. As condições de termociclagem são o passo inicial de desnaturação a 95°C durante 3 min, 35 ciclos de PCR, 72 graus Celsius durante 20 seg, 60°C de temperatura de recozimento e 72°C durante 20 seg, seguidos do passo final de extensão a 72°C durante 5 min (Giuseppe et al, 2001).

6.2.2.1. Polimorfismo XRCC1 R194W, rs 1799782:

O polimorfismo do gene de reparação do ADN XRCC1, posição cromossómica 19q.13.2, Arg 194 Trp (rs1799782), transição C→T no exão 6, foi determinado utilizando os seguintes iniciadores, iniciador direto - GCCCCGTCCCAGGTAAGC, iniciador inverso - AGCCCCAAGACCCTTTCACT (Ruth et al 1999). O alelo da arginina no códão 194 cria sítios MspI (Thermo scientific), os produtos de PCR de 491 pb são digeridos a 37 °c durante 2 horas e resolvidos num gel de agarose a 3%. Os genótipos Arg/Arg, Arg/Trp, Trp/Trp para o códão 194 resultaram em 292 pb e 313 pb, 491 pb, 292 pb e 313 pb e 491 pb e 313 pb, respetivamente.

6.2.2.2. Polimorfismo XRCC3 T241M, rs861539:

O polimorfismo Thr 241 Met (rs861539) do gene XRCC3, posição cromossómica 14q.32.3, transição C→T, exão 7, é determinado utilizando os seguintes primers, Forward primer-GCCTGGTGGTCATCGACTC, Revere primer-ACAGGGCTCTGGAAGGACTGCTCACGCACC (Giuseppe et al 2001). O alelo Thr no códão 241 cria sítios Ncol. O produto da PCR de 136 pb é digerido a 37°C e utilizando Ncol (Thermo Scientific) durante 2 horas e resolvido num gel de agarose a 3%. Os genótipos Thr/Thr, Thr/Met, Met/Met para o códão 241 resultaram em 136 pb e 108 pb, 136 pb, 38 pb e 108 pb, 108 pb e 38 pb, respetivamente.

6.2.2.3 Polimorfismo ERCC4 R415Q, rs1800067:

O polimorfismo do gene ERCC4, posição cromossómica 16p.13.12, o polimorfismo Arg 415 Gln (rs1800067), transição G→A, no exão 8 foi determinado utilizando os seguintes iniciadores, iniciador direto - CTTCGGGTGAAGGAATAAG, iniciador inverso - TTCTCAAAGGTTTTCCTGTAG (Rashda et al 2009), o alelo Arg no códão 415 cria sítios Pdml (Thermo scientific), os produtos de PCR de 194 pb são digeridos a 37 °c durante 2 horas e resolvidos em gel de agarose a 3%. Os genótipos Arg/Arg, Arg/Gln, Gln/Gln para o códão 415 resultaram em 77 pb, 77 pb e 196 pb, 196 pb, respetivamente.

6.2.2.4. Polimorfismo ERCC5 D1104H, rs17655:

O gene ERCC5, posição cromossómica 13q22-q33, transição G→C no exão 15, foi determinado utilizando os seguintes iniciadores, iniciador direto - TTTCAGATTCTAAACGAAAGAATA, iniciador inverso - GAGTTCTGCGAATCTGAAGCAC (Rashda et al 2009), o alelo His no códão 1104 cria sítios Hin1ll (Thermo scientific), os produtos de PCR de 172 pb foram digeridos a 37 °c durante 2 horas e resolvidos em gel de agarose a 3%. Os genótipos Asp/Asp, Asp/His, His/His para o códão 1104 resultaram em 172 pb, 172 pb e 84 pb, 84 pb, respetivamente.

6.2.3. Documentação do gel:

O gel é preparado com tampão Tris Borato EDTA (TBE) 10x, corante de carga - azul de bromofenol, cianol de xileno e sacarose utilizados como corante de carga, brometo de etídio (EtBr), agarose a 3%, amostras de ADN, marcador de ADN de 100 pb. Após o carregamento das amostras de ADN, a eletroforese é deixada a funcionar durante 45 minutos. O gel é colocado no iluminador Trans-UV para analisar as bandas de ADN. A imagem é captada utilizando o sistema de documentação do gel.

Controlo de qualidade - Todas as reacções de PCR são acompanhadas de um controlo negativo sem ADN genómico para excluir a possibilidade de contaminação dos reagentes com ADN genómico. A análise RFLP é acompanhada por controlos negativos e positivos que não possuem ou possuem o local de restrição da enzima de restrição alvo. Cerca de 10% das amostras são reanalisadas para excluir erros de genotipagem, tendo-se registado uma concordância de 100%.

6.3. Análise de dados:

O Equilíbrio de Hardy Weinberg é avaliado utilizando o Qui-quadrado. A associação entre as variantes genéticas de reparação do ADN e o cancro da mama é analisada utilizando o odds ratio e o valor p

<table>
<tr><td colspan="8">Quadro -III: Equilíbrio de Hardy Weinberg. Frequência de associação entre o polimorfismo de nucleótido único do gene de reparação do ADN e o risco de cancro da mama</td></tr>
<tr><td>SI</td><td>GENE</td><td>SNP</td><td>GENÓTIPO</td><td colspan="3">FREQUÊNCIA DO ALELO (%)</td><td>VALOR P</td></tr>
<tr><td>1</td><td>XRCC1</td><td>rs1799782</td><td>R/R</td><td>Grupos</td><td>R</td><td>W</td><td></td></tr>
<tr><td></td><td>R194W</td><td></td><td>R/W</td><td>I</td><td>85(85%)</td><td>15(15%)</td><td>0.8897</td></tr>
<tr><td></td><td></td><td></td><td>W/W</td><td>II</td><td>90(90%)</td><td>10(10%)</td><td>0.4321</td></tr>
<tr><td></td><td></td><td></td><td></td><td>III</td><td>97(97%)</td><td>3(3%)</td><td>0.8269</td></tr>
<tr><td>2</td><td>XRCC3</td><td>rs861539</td><td>T/T</td><td>Grupos</td><td>T</td><td>M</td><td></td></tr>
<tr><td></td><td>T241W</td><td></td><td>T/M</td><td>I</td><td>91(91%)</td><td>9(9%)</td><td>0.3042</td></tr>
<tr><td></td><td></td><td></td><td>M/M</td><td>II</td><td>89(89%)</td><td>11(11%)</td><td>0.5683</td></tr>
<tr><td></td><td></td><td></td><td></td><td>III</td><td>88(88%)</td><td>12(12%)</td><td>0.0865</td></tr>
<tr><td>3</td><td>ERCC4</td><td>rs1800067</td><td>R/R</td><td>Grupos</td><td>R</td><td>Q</td><td></td></tr>
<tr><td></td><td>R415Q</td><td></td><td>R/Q</td><td>I</td><td>80(80%)</td><td>20(20%)</td><td>0.0771</td></tr>
<tr><td></td><td></td><td></td><td>Q/Q</td><td>II</td><td>84(84%)</td><td>16(16%)</td><td>0.1781</td></tr>
<tr><td></td><td></td><td></td><td></td><td>III</td><td>98(98%)</td><td>2(2%)</td><td>0.8853</td></tr>
<tr><td>4</td><td>ERCC5</td><td>rs17655</td><td>D/D</td><td>Grupos</td><td></td><td></td><td></td></tr>
<tr><td></td><td>D1104H</td><td></td><td>D/H</td><td>I</td><td>66(66%)</td><td>34(34%)</td><td>0.2621</td></tr>
<tr><td></td><td></td><td></td><td>H/H</td><td>II</td><td>80(80%)</td><td>20(20%)</td><td>0.3768</td></tr>
<tr><td></td><td></td><td></td><td></td><td>III</td><td>97(97%)</td><td>3(3%)</td><td>0.8269</td></tr>
</table>

Figura V: XRCC 1 ARG 194 TRP rs1799782.

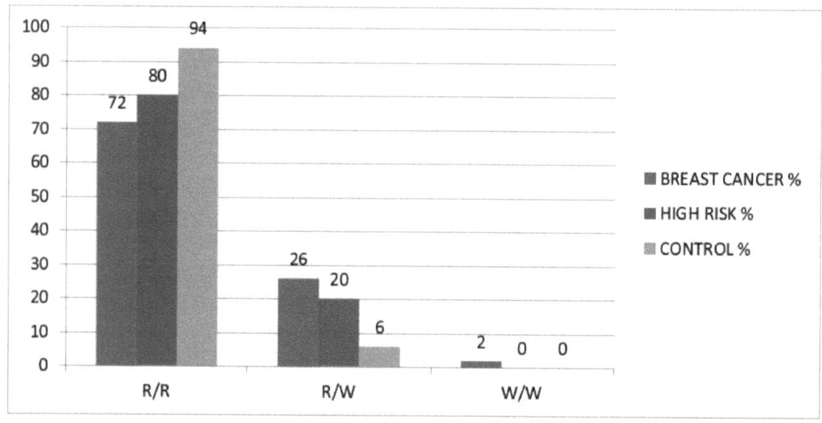

Figura -VI: XRCC 3 THR 241 MET rs861539.

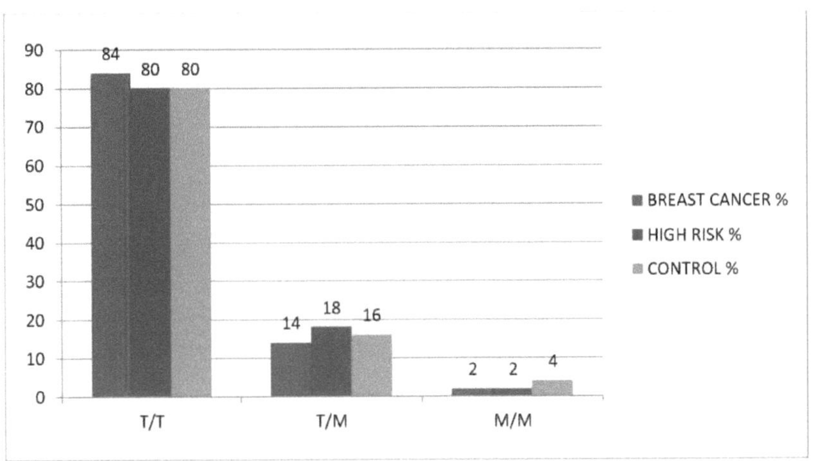

Figura-VII: ERCC 4 ARG 415 GLN rs1800067.

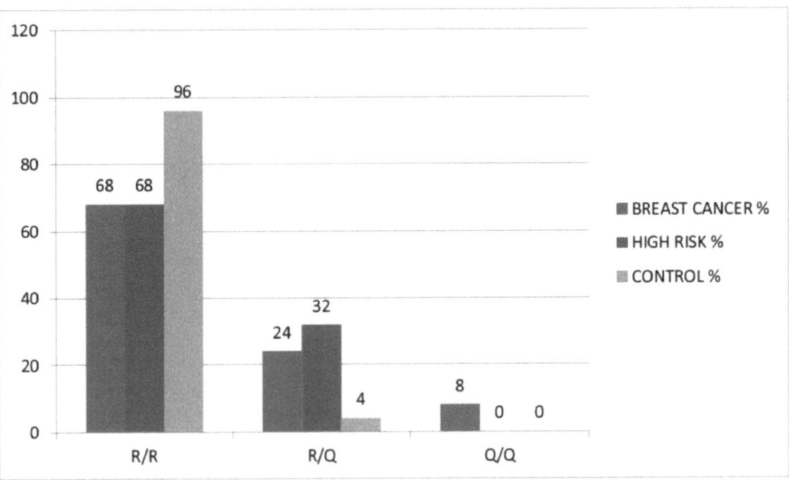

Figura - VIII: ERCC 5 ASP 1104 HIS rs17655.

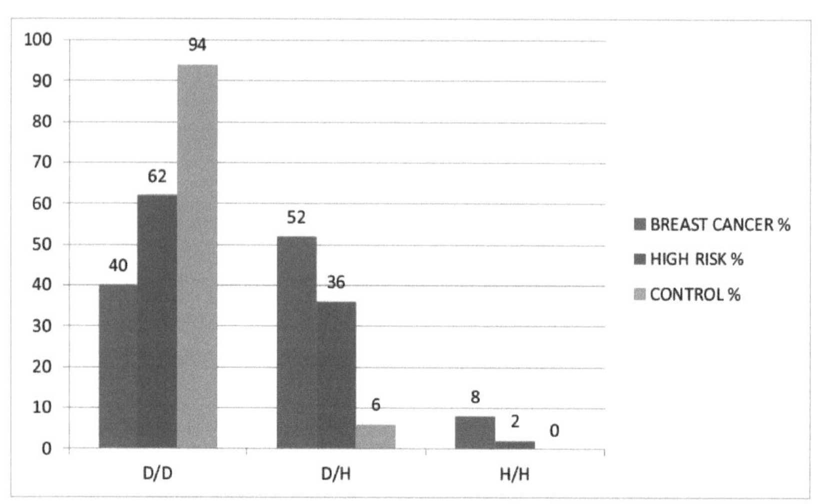

Table –IV: Association between DNA Repair Gene Single Nucleotide polymorphism and Breast Cancer Risk.

SI	Gene & Codon	SNP No.	Genotype	Groups					
				Control & Breast Cancer		Control & High Risk		High Risk& Breast Cancer	
				OR(95% CI)	P-Value	OR(95% CI)	P-Value	OR(95% CI)	P-Value
1	XRCC1 R194W	rs1799 782	R/R	6.09(1.6 -22.8)	<0.001	3.91(1.00-5.2)	<0.05	1.5(0.61-3.93)	NS
			R/W	0.18(0.04-0.68)	<0.01	0.25(0.06-0.99)	<0.01	0.71(0.2-1.81)	NS
			W/W	0.32(0.01-8.2)	NS	-	-	0.32(0.01-8.2)	NS
2	XRCC3 T241W	rs8615 39	T/T	0.76(0.27-2.12)	NS	1(0.3-2.6)	NS	0.76(0.27-2.12)	NS
			T/M	1.1(0.38-3.51)	NS	0.86(0.30-2.46)	NS	1.34(0.45-3.95)	NS
			M/M	2.0(0.1 – 23.2)	NS	2.04(0.17-23.2)	NS	1(0.06-16.4)	NS
3	ERCC4 R415Q	rs1800 067	R/R	11.2(2.4-52.3)	<0.001	11.2(2.43-52.3)	<0.001	1(0.43-2.32)	NS
			R/Q	0.12(0.02-0.59)	<0.01	0.08(0.01-0.41)	<0.001	1.49(0.61-3.59)	NS
			Q/Q	0.10(0.005-1.9)	NS	-	-	0.10(0.005-1.95)	NS
4	ERCC5 D1104 H	rs1765 5	D/D	23.5(6.42-85.9)	<0.0001	9.60(2.61-35.27)	<0.0001	2.4(1.09-5.46)	<0.02
			D/H	0.05(0.01-0.21)	<0.0001	0.1(0.03-0.41)	<0.001	0.51(0.23-1.15)	NS
			H/H	0.10(0.005-1.9)	NS	0.32(0.01-8.21)	NS	0.23(0.02-2.17)	NS

NS- Não significativo

Tabela - V: Associação entre o polimorfismo de nucleótido único do gene de

reparação do ADN e o risco de cancro da mama - diferentes padrões de hereditariedade.

Gene & SNP No.	Padrão de hereditariedade	Genótipo	Controlo e peito Cancro Valor P	Controlo e risco elevado Valor P	Alto risco& Cancro da mama Valor P
XRCC1 R194W rs 1799782	Modelo codominante	R/W	<0.01	<0.05	NS
		P/B	NS	NS	NS
	Modelo dominante	R/W+W/W	<0.01	<0.05	NS
	Modelo Recessivo	W/W	NS	NS	NS
	Modelo sobre-dominante	R/W	<0.01	<0.05	NS
	Modelo aditivo	2(W/W)+R/W	<0.001	<0.05	NS
XRCC3 T241M rs861531	Modelo codominante	T/M	NS	NS	NS
		M/M	NS	NS	NS
	Modelo dominante	T/M+M/M	NS	NS	NS
	Modelo Recessivo	M/M	NS	NS	NS
	Modelo sobre-dominante	T/M	NS	NS	NS
	Modelo aditivo	2(M/M)+T/M	NS	NS	NS
ERCC4 R415Q rs1800067	Modelo codominante	R/Q	<0.01	<0.001	NS
		Q/Q	NS	NS	NS
	Modelo dominante	R/Q+Q/Q	<0.001	<0.001	NS
	Modelo Recessivo	Q/Q	NS	NS	NS
	Modelo sobre-dominante	R/Q	<0.01	<0.001	NS
	Modelo aditivo	2(Q/Q)+R/Q	<0.0001	<0.001	NS
ERCC5 D1104H rs17655	Modelo codominante	D/H	<0.0001	<0.001	<0.06
		H/H	<0.05	NS	NS
	Modelo dominante	D/H+H/H	<0.0001	<0.001	<0.05
	Modelo Recessivo	H/H	NS	NS	NS
	Modelo sobre-dominante	D/H	<0.0001	<0.001	NS
	Modelo aditivo	2(H/H)+D/H	<0.0001	<0.001	<0.01

NS- Não significativo

6.4. Resultados:

6.4.1. Associação entre o estado do polimorfismo do gene de reparação do ADN e o risco de cancro da mama:

O modelo de hereditariedade recessiva, em que são necessários dois alelos variantes para conferir o risco, não apresentou diferenças significativas para qualquer genótipo entre os grupos. Para o modelo codominante e dominante (é necessário um alelo variante para conferir risco), três SNP XRCC1 (rs 1799782), ERCC4 (rs1800067) e ERCC5 (rs17655) apresentaram uma associação significativa com o cancro da mama, enquanto os resultados de XRCC3 (rs861539) são inconsistentes. A frequência de associação dos alelos variantes

XRCC1 (rs1799782), ERCC4 (rs1800067) e ERCC5 (rs17655) em mutantes heterozigóticos de mulheres saudáveis, quando associados ao cancro da mama, é de herança dominante, sendo o OR (95% CI) - 0,16 (0,43-0,61), 0,08 (0,010,41), 0,04 (0,01-0,15), respetivamente. XRCC1 (rs1799782), ERCC4 (rs1800067), eERCC5 (rs17655) para modelo codominante OR (95% CI) - 0,17 (0,04-0,66), 0,11 (0,02-0,56), 0,04 (0,01-0,18) respetivamente. Uma variante ERCC5 rs17655 mostrou uma diferença significativa no tipo mutante homozigótico para o modelo codominante. Para os modelos sobredominante e aditivo, os SNPs XRCC1 (rs1799782), ERCC4 (rs1800067) e ERCC5 (rs17655) mostraram uma associação significativa com o cancro da mama com OR 95% CI para a população saudável - 0,18, 0,13, 0,05 para o modelo sobredominante e 0,15, 0,07, 0,03 para o modelo aditivo, respetivamente.

6.4.2 Associação entre alelos variantes de genes de reparação do ADN e mulheres com elevado risco de cancro da mama:

No modelo recessivo de hereditariedade, em que são necessários dois alelos variantes para conferir risco, nenhum dos alelos variantes apresentou um risco elevado significativo de cancro da mama. Para o modelo codominante e dominante, em que é necessário um alelo variante para conferir risco, os três SNP XRCC1 (rs1799782), ERCC4 (rs1800067) e ERCC5 (rs17655) apresentaram um risco significativamente elevado de cancro da mama, mesmo na população feminina de alto risco, com OR (95% CI) para o modelo codominante na população saudável de 0.25 (0,06-0,99), 0,08 (0,01-0,41), 0,10 (0,02-0,42), respetivamente, para o tipo mutante heterozigótico. Nenhum dos alelos variantes mostrou diferença significativa para o tipo mutante homozigótico no modelo codominante. Para o modelo de hereditariedade dominante, o rácio de probabilidades para a população saudável é de 0,16, 0,08, 0,0001 para XRCC1 (rs799782), ERCC4 (rs1800067) e ERCC5 (rs17655), respetivamente. Para o modelo sobredominante e aditivo, os SNPs XRCC1 (rs 1799782), ERCC4 (rs1800067) e ERCC5 (rs17655) mostraram uma associação significativa para as mulheres que apresentam um risco elevado de cancro da mama com OR 95% CI para a população saudável - 0,05, 0,002, 0,001 para o modelo sobredominante e 0,05, 0,002, 0,0005 para o modelo aditivo, respetivamente.

6.4.3 Associação do alelo variante (menor) do gene de reparação do ADN entre mulheres com elevado risco de cancro da mama e a população com cancro da mama:

A frequência genotípica mostrou uma apresentação semelhante na população com cancro da mama e na população em risco de cancro da mama. Nos modelos codominante, recessivo e sobredominante, nenhum dos alelos da variante apresentou diferenças significativas. No modelo dominante e no modelo aditivo, o ERCC5 rs17655 apresentou uma diferença significativa para o alelo variante em homozigotia do tipo selvagem com frequência na população de alto risco para o modelo dominante OR (95% CI)- 0,40 (0,18-0,91) e para o modelo aditivo 0,37(0,17-0,83).

6.5. Discussão:

O presente estudo sugeriu que os três genes de reparação do ADN XRCC1, ERCC4 e

ERCC5, nos seus alelos variantes Arg 194 Trp, Arg 415 Gln e Asp 1104 His, respetivamente, apresentaram uma associação significativa com o cancro da mama. Os SNP Arg 194 Trp, Arg 415 Gln mostraram estar significativamente associados a mulheres com elevado risco de cancro da mama. Dois genótipos dos SNPs XRCC1 e ERCC4 mostraram uma associação estatisticamente significativa com mulheres de alto risco para o cancro da mama. Os resultados do presente estudo apoiam a afirmação de que o alelo variante nos genes de reparação do ADN ERCC4 e XRCC1 pode estar ligado à doença benigna da mama, que é uma representação física intermédia na via da carcinogénese da mama. Vários estudos investigaram a associação entre o polimorfismo XPG Asp 1104 His e o cancro da mama, mas os resultados têm sido inconsistentes. O genótipo com o alelo C (His) está associado a um risco 1,5 vezes maior de cancro da mama em indivíduos europeus (OR-1,5 95% CI- 1,04-2,16), tal como referido em 2003. Em contrapartida, em 2010, um estudo relatou que a variante do alelo G (Asp) estava significativamente associada ao cancro da mama na população asiática (OR-1,42, 95% CI-1,08-1,97), o que está de acordo com o presente estudo. XIAO et al, 2014 não concluíram qualquer associação entre o polimorfismo e o cancro da mama (Kumar et al, 2003; Jorgensen et al, 2009; Ming et al 2010)

Sugere-se que o polimorfismo XRCC3 Thr 241 Met desempenhe um papel modificador na suscetibilidade individual ao cancro da mama entre as mulheres tailandesas. Estudos sugerem que a variante de substituição de aminoácidos dos genes XRCC1 e XRCC3 pode contribuir para a suscetibilidade ao cancro da mama. Jacobsen concluiu que não havia associação entre os genótipos XRCC3 241 e o risco de cancro da mama, o que estava de acordo com o presente estudo, e o estudo sugeriu que o resultado pode refletir que são necessárias interacções gene-ambiente para que uma ligação putativa à mutação efectiva difira entre grupos étnicos ou que o polimorfismo não era importante para o desenvolvimento do carcinoma basocelular. Os resultados do presente estudo não mostraram uma associação significativa do polimorfismo XRCC3 com o cancro da mama nem com a população de alto risco para o cancro da mama, o que não está de acordo com alguns estudos. Assim, o presente estudo sugere que existe uma possível associação entre as variantes genéticas de reparação do ADN e o risco de cancro da mama. (Jacobsen et.al, 2003; Smith et al, 2003; Sangrajray, 2007; Ming et al, 2010).

Os genes de reparação do ADN são regiões do ADN que reparam os danos de forma rápida e eficaz. O polimorfismo que ocorre apenas em regiões específicas destes genes é eficaz não só no desenvolvimento de cancros ginecológicos, mas também no desenvolvimento de muitos tumores de órgãos. O polimorfismo das vias de reparação do ADN reflecte a deficiência na capacidade de reparação do ADN. A deficiente capacidade de reparação do ADN de um indivíduo, quando se sobrepõe aos danos no ADN, resulta na acumulação de danos no ADN, resultando na mutação de genes. No nosso estudo, verificou-se que este polimorfismo genético é estatisticamente significativo e apresenta uma taxa mais elevada em doentes com cancro da mama.

Capítulo 7. Fase 1.3: Estudo da associação entre variáveis dermatoglíficas qualitativas e quantitativas, a sua assimetria flutuante e as Variantes Genéticas de Reparação do ADN no Cancro da Mama.

7.1. Introdução:

O cancro da mama é uma doença complexa e multifatorial. O fator causal do cancro da mama ainda não pode ser definitivamente definido. Trata-se de uma combinação de factores genéticos e ambientais. Dado que há um maior número de genes responsáveis pelo cancro da mama, a realização de testes genéticos torna-se um processo muito complexo, dispendioso e moroso. Além disso, implica também um acompanhamento. Por outro lado, os padrões das cristas dérmicas estão a tornar-se evidentes, uma vez que têm uma associação específica com o cancro da mama. Diz-se que os padrões das cristas dérmicas actuam como um biomarcador do nosso gene. Reflecte o padrão do ADN e a instabilidade genética. As diferentes variáveis das cristas dérmicas em diferentes áreas da palma da mão reflectem o estado de um gene específico. O cancro da mama é uma doença complexa que se manifesta como resultado da instabilidade genómica. A instabilidade genómica pode dever-se à hereditariedade, que representa cerca de 5% a 10%, ou a perturbações ambientais durante o desenvolvimento no útero, ou ainda a factores adquiridos ao longo da vida. A assimetria flutuante é um conceito em dermatoglifia que reflecte a instabilidade genómica. A assimetria bilateral dos padrões das cristas dérmicas, o tamanho do padrão e o número de trirrádios reflectem a instabilidade genómica do ADN. A estabilidade dos genes de reparação do ADN actua como uma espinha dorsal na manutenção da estabilidade de outros genes envolvidos no processo de carcinogénese. Qualquer instabilidade do gene de reparação do ADN resulta no agravamento do processo de carcinogénese. Diz-se que as áreas específicas da crista dérmica da palma da mão reflectem a estabilidade dos genes. A AF da crista dérmica pode ser representada como um biomarcador da instabilidade genómica do ADN. Para investigar esta hipótese, o presente estudo é uma tentativa de provar a base genética das cristas dérmicas, analisando pela primeira vez a sua associação com variantes genéticas específicas de reparação do ADN no cancro da mama.

7.2. Procedimento de recolha de dados:

Os dados para a análise dermatoglífica são recolhidos através de fotografia digital e as diferentes variáveis são analisadas por computador. Após a análise detalhada de vários padrões de cristas dérmicas (Fase-1.1), foram seleccionadas variáveis dermatoglíficas distintas como medida de resultado para avaliar a sua associação com quatro polimorfismos de nucleótido único (SNP) de quatro genes de reparação do ADN. As variantes de reparação do ADN, nomeadamente XRCC1 Arg194Trp, XRCC3Thr241Met, ERCC4Arg 415Gln, ERCC5 Asp1104His, são analisadas para a população do estudo e a sua frequência de aparecimento de todos os genótipos, nomeadamente genótipos homozigóticos selvagens, heterozigóticos mutantes e homozigóticos mutantes, é avaliada e a frequência do cancro da mama e da população de alto risco é comparada com o grupo de controlo. (Fase-1.2). As variáveis distintas das cristas dérmicas incluem > seis espirais, MFRC, TFRC, contagem de cristas A-B, ângulo ATD, PII-D. Após uma análise detalhada de vários parâmetros quantitativos que apresentam a AF dos padrões das cristas dérmicas (Fase 1.1), são seleccionadas variáveis como medida de resultado. As variáveis distintas da AF das cristas dérmicas são a AF do FRC dos dedos polegar, indicador, médio, anelar e mindinho, a contagem de cristas AF A-B, a AF do ângulo ATD e a AF do MLI. Todos os parâmetros das cristas dérmicas são analisados individualmente quanto à sua associação com os quatro SNP. São analisadas as frequências de aparecimento de todos os genótipos para cada variável distintiva da crista dérmica.

7.3. Análise de dados:

O procedimento estatístico utilizado para analisar a frequência de associação entre o Padrão Dermatoglífico, a sua Assimetria Flutuante e o Alelo Variante do Gene de Reparação do ADN é o odds ratio, o risco relativo e o nível de significância utilizando o valor P.

Figura - IX: Associação da Frequência do Padrão Dermatoglífico com o Alelo Variante do Gene de Reparação do ADN - mutante heterozigótico.

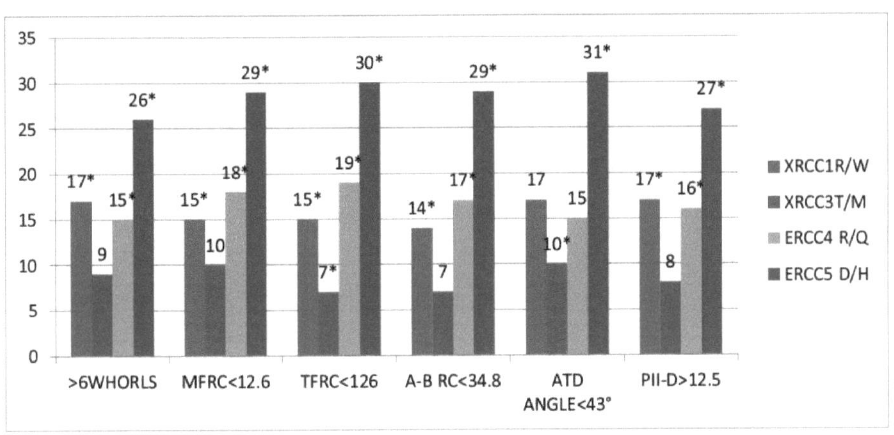

*Estatisticamente significativo

Table –VI:	Association between Dermatoglyphics and Polymorphism of DNA Repair Gene.							
Gene &Codon	Genotype		Negative and Positive pattern Frequency					
			≥6 Whorls N=63(42)	MFRC <12.6, N= 105(70%)	TFRC, <126, N=100(66)	A-B ridge count<34.8 - n=67(45)	Atd angle <43°, n= 123(82%)	PII- D- >12.5 N=78(52)
XRCC1 R194W	R/R	OR (CI at 95%)	60.43 (7.90-462.0)	4.14 (1.18 – 14.5)	3.43 (1.11-0.55)	7.62 (2.70-21.5)	15.6 (0.9-255.2)	35.50 (4.6-270.0)
		P Value	**0.0001**	**0.03**	**0.03**	**0.0001**	0.06	**0.0006**
	R/W	OR (CI at 95%)	0.017 (0.002-0.13)	0.25 (0.07-0.89)	0.30 (0.10-0.95)	0.14 (0.04-0.39)	0.06 (0.003-1.1)	0.02 (0.003-0.2)
		P Value	**0.0001**	**0.03**	**0.04**	**0.0002**	0.06	**0.0007**
	W/W	OR (CI at 95%)	0.2 (0.009-5.94)	0.76 (0.03-19.15)	0.65 (0.02-16.4)	0.26 (0.01-6.62)	1.48 (0.05-37.4)	0.35 (0.01-8.88)
		P Value	0.3819	0.87	0.78	0.41	0.81	0.35
XRCC3 T241W	T/T	OR (CI at 95%)	1.77 (0.7-4.06)	0.72 (0.30-1.72)	0.28 (0.12-0.67)	1.09 (0.47-2.48)	0.18 (0.07-0.47)	0.90 (0.39-2.06)
		P Value	0.17	0.46	**0.004**	0.83	**0.0004**	0.81
	T/M	OR (CI at 95%)	0.55 (0.23-1.34)	1.50 (0.60-3.73)	2.84 (1.16-6.92)	0.94 (0.39-2.27)	3.60 (1.37-9.45)	1.10 (0.45-2.63)
		P Value	0.191	0.38	**0.02**	0.90	**0.0009**	0.81
	M/M	OR (CI at 95%)	0.7176 (0.09-5.23)	0.77 (0.07-7.63)	6.31 (0.64-62.3)	0.80 (0.11-5.8)	15.2 (1.5-152.8)	1.08 (0.14-7.91)
		P Value	0.74	0.82	0.11	0.82	**0.02**	0.83
ERCC4 R415Q	R/R	OR (CI at 95%)	8.571 (3.4-21.5)	5.86 (1.69-20.35)	24.1 (3.1-182.5)	16.01 (5.25-48.7)	0.63 (0.25-1.61)	6.16 (2.3-16.01)
		P Value	**<0.0001**	**0.005**	**0.002**	**<0.0001**	0.34	0.94
	R/Q	OR (CI at 95%)	0.1522 (0.06-0.38)	0.20 (0.05-0.72)	0.05 (0.006-0.3)	0.07 (0.02-0.24)	1.52 (0.57-4.02)	0.20 (0.07-0.53)
		P Value	**<0.0001**	**0.01**	**0.003**	**<0.0001**	0.39	**0.0002**
	Q/Q	OR (CI at 95%)	0.075 (0.004-1.46)	0.24 (0.01-4.70)	0.21 (0.01-4.02)	0.08 (0.004-1.5)	1.53 (0.15-15.3)	0.11 (0.006-2.1)
		P Value	0.08	0.35	0.30	0.09	0.71	0.14
ERCC5 D1104H	D/D	OR (CI at 95%)	22.868 (9.254-56.5)	8.63 (2.88-25.83)	24.00 (5.5-104.1)	72.59 (20.3-259)	18.41 (2.4-140.1)	15.81 (6.11-40.8)
		P Value	**0.0001**	**0.0001**	**<0.0001**	**<0.0001**	**0.004**	**<0.0001**
	D/H	OR (CI at 95%)	0.0623 (0.02-0.15)	0.14 (0.04-0.42)	0.05 (0.01-0.22)	0.01 (.005-0.06)	0.06 (0.008-0.4)	0.08 (0.03-0.21)
		P Value	**<0.0001**	**0.0005**	**0.0001**	**<0.0001**	**0.008**	**<0.0001**
	H/H	OR (CI at 95%)	0.06 (0.003-1.12)	0.20 (0.01-3.70)	0.17 (0.009-3.1)	0.06 (0.003-1.2)	0.3 (0.02-7.29)	0.09 (0.005-1.6)
		P Value	**0.05**	0.20	**0.23**	0.07	0.53	0.10

Dermatoglyphic Variables	Groups	RR/OR/ P - value	XRCC1 Arg194Trp	XRCC3 Thr214Met	ERCC4 Arg415Gln	ERCC5 Asp1104His
Table – VII: Risk Ratio and Odds Ratio of Polymorphism (Dominant Model) In Breast Cancer and High Risk Population with Distinct Dermatoglyphic Pattern.						
≥ six whorls	Breast cancer	RR (95% CI)	3(1.89-4.76)	1(0.45-2.02)	3(1.51-4.05)	3(1.60-4.21)
		OR(95% CI)	∞	1(0.20-4.12)	13(2.48-66.16)	13(3.68-45.8)
		P Value	**<0.0001**	1	**0.0007**	**<0.0001**
	High Risk	RR(95% CI)	3(1.87-4.34)	1(0.72-2.45)	3(1.46-4.31)	3(1.74-6.11)
		OR(95% CI)	∞	2(0.44-7.5)	9.06(2.13-38.49)	15(3.51-66.84)
		P value	**<0.0001**	0.48	**0.002**	**<0.0001**
MFRC <12.6	Breast cancer	RR(95% CI)	2(1.01-1.32)	1(0.53-1.21)	1(1.01-1.34)	1.17(0.96-1.51)
		OR(95% CI)	∞	0.23(0.03-1.67)	∞	7(0.74-70.51)
		P Value	0.30	0.17	0.16	0.14
	High risk	RR(95% CI)	1(0.84-1.40)	1(0.67-1.31)	1(0.72-1.25)	1.22(0.98-1.52)
		OR(95% CI)	1(0.20-17.5)	1(0.11-4.16)	1(0.15-3.60)	5(0.59-46.5)
		P Value	0.67	1	1	0.13
PII>12.5	Breast cancer	RR(95% CI)	1.3(1.13-1.69)	1(0.43-1.30)	1(0.76-1.36)	1.5(1.07-2.25)
		OR(95% CI)	∞	0.33(0.06-1.72)	1(0.24-5.06)	9(1.72-50.61)
		P Value	**0.04**	0.33	1	**0.008**
	High risk	RR(95% CI)	2(1.19-2.45)	1(0.56-1.76)	2(1.24-2.77)	2(1.05-2.57)
		OR(95% CI)	8(0.94-70.4)	1(0.24-4.11)	8(1.54-40.09)	4(1.08-14.80)
		P Value	**0.03**	1	**0.01**	**0.04**
A-B RC <34.8	Breast cancer	RR(95% CI)	2(1.32-3.19)	1(0.31-2.08)	3(1.65-4.26)	∞
		OR(95% CI)	8(1.63-43.17)	0.7(0.15-3.23)	27(3.22-234)	∞
		P Value	**0.0009**	0.71	**0.0001**	3.75
	High risk	RR(95% CI)	1(0.91-1.80)	1(0.46-1.36)	1.3(0.99-1.84)	2(1.32-2.59)
		OR(95% CI)	3(0.51-14)	0.5(0.11-2.13)	4(0.74-19.6)	∞
		P Value	0.30	0.43	0.17	**0.0006**

RR - Razão de risco, OR- Razão de probabilidade

Figura - X: Assimetria flutuante da associação da frequência do padrão com o alelo variante do gene de reparação do ADN.

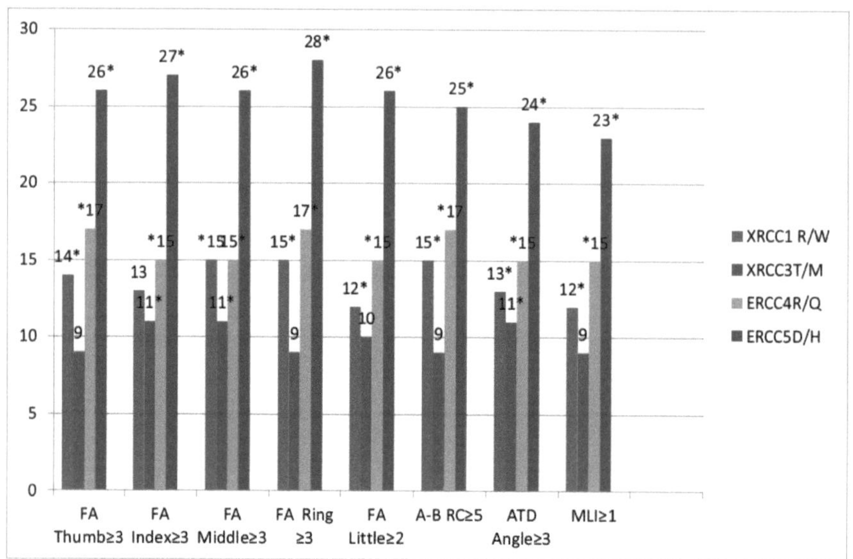

*Estatisticamente significativo

Table –VIII: Association between Fluctuating Asymmetry and Polymorphism Status

Gene &Codon	Genotype		Negative and Positive pattern Frequency							
			Thumb	Index finger	Middle Finger	Ring Finger	Little finger	A-B Ridge Count	ATD Angle	MLI
XRCC1 R194W	R/R	OR (CI at 95%)	7.36(2.60-20.7)	6.90(2.6-17.7)	18.59(5.2-65.5)	14.3(4.0-50.4)	4.75(1.91-11.7)	12.5(3.5-43.79)	7.4(2.90-19.2)	2.8(1.1-6.9)
		P Value	**0.0002**	**0.0001**	**0.0001**	**0.0001**	**0.0008**	**0.0001**	**0.0001**	**0.02**
	R/W	OR (CI at 95%)	0.14(0.05-0.41)	0.15(0.06-0.40)	0.05(0.01-0.20)	0.07(0.02-0.2)	0.22(0.09-0.56)	0.08(0.02-0.29)	0.1(0.05-0.37)	0.37(0.15-0.9)
		P Value	**0.0003**	**0.0001**	**0.0001**	**0.0001**	**0.001**	**0.0001**	**0.0001**	**0.03**
	W/W	OR (CI at 95%)	0.27(0.01-6.80)	0.1(0.007-4.88)	0.22(0.009-5.62)	0.2(0.01-6.8)	0.21(0.008-5.4)	0.30(0.01-7.57)	0.1(0.007-4.6)	0.3(0.01-8.2)
		P Value	0.428	0.32	**0.0001**	0.42	0.355	0.46	0.303	0.49
XRCC3 T241W	T/T	OR (CI at 95%)	1.50(0.65-3.42)	5.97(2.40-14.80)	4.02(1.67-9.66)	2.15(0.92-4.9)	2.83(1.22-6.60)	1.57(0.68-3.59)	3.55(1.51-8.3)	1.19(0.52-2.7)
		P Value	0.33	**0.0001**	**0.001**	0.07	**0.01**	0.271	**0.003**	0.67
	T/M	OR (CI at 95%)	0.65(0.272-1.57)	0.18(0.07-0.48)	0.22(0.08-0.57)	0.53(0.22-1.2)	0.33(0.13-0.82)	0.60(0.25-1.47)	0.21(0.08-0.5)	0.67(0.27-1.6)
		P Value	0.34	**0.0005**	**0.001**	0.16	**0.01**	0.27	**0.001**	0.37
	M/M	OR (CI at 95%)	0.82(0.113-6.016)	0.190(0.01-1.87)	0.67(0.09-4.94)	0.26(0.02-2.6)	0.65(0.09-4.81)	0.92(0.12-6.71)	1.7(0.17-16.8)	3.0(0.31-30.3)
		P Value	0.84	0.15	0.70	0.25	0.68	0.93	0.64	0.33
ERCC4 R415Q	R/R	OR (CI at 95%)	15.3(5.05-46.85)	9.31(3.80-22.79)	9.30(3.69-23.4)	15.3(5.0-46.8)	7.83(3.2-19.04)	13.2(4.35-40.0)	8.3(3.49-19.8)	5.4(2.20-13.5)
		P Value	**0.0001**	**0.0001**	**0.0001**	**0.0001**	**0.0001**	**0.0001**	**0.0001**	**0.0003**
	R/Q	OR (CI at 95%)	0.08(0.027-0..25)	0.14(0.05-0.35)	0.14(0.05-0.35)	0.08(0.02-0.2)	0.16(0.06-0.41)	0.09(0.03-0.29)	0.132(0.05-0.3)	0.23(0.09-0.5)
		P Value	**0.0001**	**0.0001**	**0.0001**	**0.0001**	**0.0001**	**0.0001**	**0.0001**	**0.001**
	Q/Q	OR (CI at 95%)	0.08(0.004-1.64)	0.06(0.003-1.16)	0.07(0.03-1.35)	.08(.004-1.6)	0.069(0.003-1.3)	0.09(0.05-1.8)	0.17(0.01-1.7)	0.1(0.005-1.9)
		P Value	0.1033	0.06	0.07	0.10	0.07	0.11	0.14	0.13
ERCC5 D1104H	D/D	OR (CI at 95%)	16.95(7.01-41.00)	67.4(23.06-197.3)	26.2(10.47-65.56)	34.4(12.1-97.5)	28.1(11.1-71.0)	11.3(4.9-26.31)	20(8.47-47.1)	4.47(2.14-9.3)
		P Value	**0.0001**	**0.0001**	**0.0001**	**0.0001**	**0.0001**	**0.0001**	**0.0001**	**0.0001**
	D/H	OR (CI at 95%)	0.08(0.03-0.19)	0.02(0.009-0.06)	0.05(0.02-0.13)	0.04(0.01-0.1)	0.05(0.02-0.12)	0.11(0.05-0.26)	0.06(0.02-0.1)	0.39(1.17-0.8)
		P Value	**0.0001**	**0.0001**	**0.0001**	**0.0001**	**0.0001**	**0.0001**	**0.0001**	**0.02**
	H/H	OR (CI at 95%)	0.07(0.003-1.28)	0.04(0.002-0.91)	0.05(0.03-1.057)	0.07(0.03-1)	0.05(0.003-1.0)	0.07(0.04-1.4)	0.13(0.01-1.2)	0.65(0.10-4.0)
		P Value	0.07	**0.04**	**0.05**	0.07	**0.05**	0.08	0.07	0.65

RR - Razão de risco, OR- Razão de probabilidade

Dermatoglyphic Variables	Groups	RR/OR/ P – value	XRCC1 Arg194Trp	XRCC3 Thr214Met	ERCC4 Arg415Gln	ERCC5 Asp1104His
Table – IX: Risk Ratio and Odds Ratio of Polymorphism (Dominant Model) In Breast Cancer and High Risk Population with Distinct FA of Dermatoglyphic Pattern						
FA Thumb	Breast cancer	RR(95% CI)	2(1.03-2.08)	1(0.48-1.49)	2(1.10-2.22)	4(1.73-8.02)
		OR(95% CI)	4(0.83-22.02)	0.61(0.12-1.91)	6(1.08-28.17	42(7.25-243)
		P Value	0.06	0.67	**0.05**	6.99
	High risk	RR(95% CI)	1.3(0.89-1.98)	1(0.69-1.79)	2(1.30-2.68)	1.4(0.96-2.13)
		OR(95% CI)	3(0.5-14.2)	1.4(0.31-6.25)	15(1.77-126.6)	3(0.83-11.44)
		P Value	0.29	0.73	**0.003**	0.12
FA Ring Finger	Breast cancer	RR(95% CI)	2(1.35-2.86)	0.37(0.11-1.26)	2(1.42-3.16)	9(2.49-34.8)
		OR(95% CI)	14.5(1.71-123.04)	0.16(0.02-0.96)	19(2.24-160.6)	126(16.26-976.3)
		P Value	**0.003**	**0.04**	**0.0001**	1.76
	High risk	RR(95% CI)	2(1.19-2.45)	1.2(0.74-1.97)	2(1.24-2.77)	2.4(1.55-3.85)
		OR(95% CI)	8(0.94-70.4)	2(0.38-7.5)	8(1.54-40.9)	28.5(3.35-242.1)
		P Value	**0.03**	0.71	**0.01**	**0.0001**
FA A-B RC	Breast cancer	RR(95% CI)	2(1.35-2.86)	0.6(0.23-1.46)	2(1.42-3.16)	9(2.49-34.8)
		OR(95% CI)	14.52(1.71-123.0)	0.33(0.06-1.59)	19(2.24-160.6)	126(16.26-976.3)
		P Value	**0.003**	0.23	**0.0001**	1.76
	High risk	RR(95% CI)	3(1.63-4.52)	1.5(0.79-2.82)	4(1.97-7)	3(1.48-5.49)
		OR(95% CI)	18.69(2.13-163.6)	2.2(0.54-9.25)	23(4.23-122.09)	8(2.19-29.53)
		P Value	**0.0001**	0.3	**0.0001**	**0.001**

7.4. Resultados:

Os parâmetros dermatoglíficos distintos são seis e mais de seis espirais, contagem média das cristas dos dedos (MFRC <12,6), contagem total das cristas dos dedos (TFRC<126), contagem das cristas A-B (<34,8), ângulo ATD (<43°), índice de intensidade do padrão digital (PII-D>12,5). Variáveis dermatoglíficas Seis e mais de seis espirais, contagem média de cristas dos dedos (MFRC<12,6), contagem de cristas A-B (<34,8) e índice de intensidade do padrão digital (PII-D>12,5) estão associadas a uma diferença significativa p<0,05 com XRCC1 Arg194Trp, ERCC4 Arg 415 Gln, ERCC5 Asp1104His em seu tipo selvagem homozigoto e mutante heterozigoto. O ERCC5 Asp1104His está associado a uma diferença significativa no seu tipo mutante homozigótico. A Total Finger Ridge Count (TFRC<126) está associada a uma diferença significativa com todos os quatro genes de reparação do ADN nos seus tipos homozigótico selvagem e heterozigótico mutante. O ângulo ATD (<43°) está significativamente associado ao XRCC3 Thr241 Met no seu tipo selvagem homozigótico, no seu tipo mutante heterozigótico e também no seu tipo mutante homozigótico (p<0,05).

Ao analisar o rácio de risco do cancro da mama e do grupo de alto risco para o padrão de hereditariedade dominante, o risco relativo para seis ou mais espirais é cerca de três vezes superior tanto para o grupo de alto risco como para o grupo de cancro da mama, respetivamente, para os genótipos XRCC1 Arg 194 Trp, ERCC4 Arg 415 Gln, ERCC5 Asp 1104 His, com uma diferença estatisticamente significativa. O risco relativo de MFRC é de cerca de 2, embora o risco seja apresentado como sendo 2, não é estatisticamente significativo. O RR para PII-D é >1 para XRCC1 Arg 194 Trp e ERCC5 Asp 1104 His no grupo de cancro da mama e o RR é 2 para XRCC1 Arg 194 Trp, ERCC4 Arg 415 Gln, ERCC5 Asp 1104 no grupo de alto risco com significado estatístico. O RR para a RC A-B é de 2 para XRCC1 Arg 194 Trp e de 3 para ERCC4 Arg 415 Gln no grupo de cancro da mama e de 2 para ERCC5 Asp 1104 His no grupo de alto risco com significado estatístico. A FA da contagem de cristas dos dedos polegar e anelar, a contagem de cristas A-B e o índice da linha principal estão associados a uma diferença significativa com XRCC1 Arg194Trp, ERCC4 Arg 415 Gln e ERCC5 Asp1104His no seu tipo homozigótico selvagem e heterozigótico mutante. O índice FA está associado a uma diferença significativa com XRCC1 Arg194Trp, XRCC 3Thr 241Met ERCC4 Arg 415 Gln, ERCC5 Asp1104His no seu tipo homozigótico selvagem e heterozigótico mutante, ERCC5 Asp1104His está associado ao tipo homozigótico mutante. O dedo médio da AF está associado a uma diferença significativa com XRCC1 Arg194Trp, XRCC 3Thr 241 Met ERCC4 Arg 415 Gln, ERCC5 Asp1104His no seu tipo homozigótico selvagem e heterozigótico mutante, XRCC1 Arg194Trp e ERCC5 Asp1104His estão associados ao tipo homozigótico mutante. FA little finger e ATD Angle estão associados a uma diferença significativa com XRCC1 Arg194Trp, XRCC 3Thr 241 Met ERCC4 Arg 415 Gln, e ERCC5 Asp1104His no seu tipo homozigótico selvagem e heterozigótico mutante.

O risco relativo para o polegar FA é de 2 para o ERCC4 Arg 415 Gln, tanto no cancro da mama como no grupo de alto risco, com significado estatístico. Para XRCC1 Arg194Trp e ERCC5 Asp1104His, embora sem significado estatístico, o RR é de 2 e 4 para o cancro da mama e para o grupo de alto risco, respetivamente. O RR para o anel FA é de 2 para XRCC1 Arg194Trp e ERCC5 Asp1104His no grupo do cancro da mama com significado estatístico. Embora estatisticamente não significativo, o RR para o ERCC5 Asp1104His é de 9 no grupo do cancro da mama. O RR para XRCC 3Thr 241Met é <1, com uma diferença significativa na população com cancro da mama. O RR para o dedo anelar é de 2 para XRCC1 Arg194Trp, ERCC4 Arg 415 Gln, e ERCC5 Asp1104His para o grupo de alto risco com diferença significativa. O RR para a RC A-B é de 2 para XRCC1 Arg194Trp e ERCC4 Arg 415 Gln com diferença significativa para a população com cancro da mama e, embora não seja estatisticamente significativo, o RR é de 4 para ERCC5 Asp1104His no grupo com cancro da mama. O RR para a RC A-B na população de alto risco é de 3 para XRCC1 Arg194Trp e ERCC4 Arg 415 Gln e de 4 para ERCC5 Asp1104His, com uma diferença significativa.

7.5. Discussão:

De todos os genes envolvidos no processo de carcinogénese, os genes de reparação do ADN constituem a pedra angular. A instabilidade do gene de reparação do ADN conduz à instabilidade do prot-oncogene, oncogene, gene supressor de tumor e genes suicidas. Tem vias específicas, nomeadamente NER, BER, HR, DSB, que desempenham um papel importante na reparação dos danos causados pelo envelhecimento, exposição ao stress oxidativo, etc. O gene de reparação do ADN é a espinha dorsal de todos os outros genes. Os quatro SNP foram descritos em vários estudos como estando associados ao cancro da mama (Kumar et al 2003; Sangrajrang 2007; Jorgensen et al 2009; Ming 2010), o que está de acordo com o presente estudo. Em observação, três SNP, nomeadamente XRCC1

Arg194Trp, ERCC4 Arg 415 Gln, ERCC5 Asp1104His, foram associados de forma significativa ao cancro da mama e a um risco elevado no presente estudo. Os resultados do XRCC3 Thr241Met são inconclusivos.

Na observação, as variáveis dermatoglíficas seis e mais de seis espirais, contagem média de cristas dos dedos (MFRC<12,6), contagem de cristas A-B (<34,8) e índice de intensidade do padrão digital (PII-D >12.5) estão associados em frequência aumentada com o alelo variante do polimorfismo de nucleótido único do gene de reparação do ADN rs1799782, rs1800067 e rs17655 no seu tipo mutante heterozigótico e com rs17655 também no seu tipo mutante homozigótico. Observa-se que a contagem total de cristas dos dedos (TFRC<126) está associada a um aumento da frequência com o alelo variante do polimorfismo de nucleótido único do gene de reparação do ADN rs1799782, rs861539, rs1800067 e rs17655 apenas no seu tipo mutante heterozigótico. Observou-se que o ângulo ATD (<43°) está associado em maior frequência ao alelo variante do polimorfismo de nucleótido único do gene de reparação do ADN rs861539 no seu tipo mutante heterozigótico e no seu tipo mutante homozigótico e rs17655 no seu tipo hetero mutante. O risco relativo é de cerca de 2 a 4 vezes com significado estatístico para o cancro da mama e o grupo de alto risco para os genes XRCC1 Arg194Trp, ERCC4 Arg 415 Gln, ERCC5 Asp1104His no seu modelo dominante tanto no cancro da mama como no grupo de alto risco para as variáveis seis ou mais espirais, PII-D, A-B RC.

O estudo dos padrões das cristas dérmicas na pele da palma da mão e da planta do pé desempenha um papel vital no domínio da medicina legal, antropologia, criminologia e medicina (Blanka 1976). Devido ao reduzido número de investigações em dermatoglifia, o seu papel no domínio da medicina é muito limitado. A importância das cristas dérmicas continua a ser dada apenas no domínio forense, da identificação de pessoas, etc. Os segredos ocultos das cristas dérmicas da pele têm de ser desvendados no domínio da medicina para serem utilizados como um procedimento de rastreio e diagnóstico útil, poderoso, sensível e económico, que consome menos tempo. Vários estudos relataram a associação entre o padrão das cristas dérmicas e o cancro da mama (Sakineh et al, 2006; Chintamani et al, 2007; Sridevi et al, 2010; Fulari et al, 2012; Kavitha et al, 2012; Shivaji et al, 2012; Aprajita et al, 2013). No entanto, o conceito de desenvolvimento de cristas dérmicas e a sua base genética permanecem pouco claros. Da mesma forma, vários estudos relataram a base genética do cancro da mama (Kumar et al, 2003; Jorgensen et al, 2009; Ming et al 2010). Como parâmetros dermatoglíficos específicos estão relacionados com o cancro da mama e tanto o cancro da mama como as cristas dérmicas têm uma base genética, sugere-se que pode haver uma base genética comum para cristas dérmicas distintas em relação ao cancro da mama. O cancro da mama só se manifesta após a exposição a factores indutores, mas as cristas dérmicas desenvolvem-se no próprio útero e o estado do gene é expresso nas cristas dérmicas, que permanecem inalteradas para sempre. Assim, mesmo antes do início do processo de carcinogénese ou do aparecimento de um tumor visível, é possível fazer um rastreio do risco de cancro da mama, o que ajuda a tomar medidas preventivas eficazes e a iniciar terapias precoces, melhorando a qualidade de vida. Para investigar esta hipótese, foi observada pela primeira vez a associação de cristas dérmicas distintas e SNPs de genes de reparação do ADN.

A AF é um dos conceitos importantes da Dermatoglifia. Vários estudos referiram a associação entre dermatoglifia e cancro da mama, mas apenas alguns estudos referiram a associação entre a AF do padrão da crista dérmica e o cancro da mama. O conceito é que a instabilidade genómica é uma das causas importantes da carcinogénese do cancro da mama. A instabilidade do gene está presente no ADN, mas pode não ser expressa. Só quando é estimulada por factores adquiridos ao longo da vida, como um estilo de vida pobre, falta de exercício, vida sedentária, obesidade e maior exposição a estrogénios, o que se designa por eventos de vida baseados em hormonas, é que a instabilidade genómica se exprime, resultando em carcinogénese. A AF é um fator que reflecte a instabilidade genómica e que ainda está a ser investigado. Sugere-se que pode haver uma instabilidade genómica comum que causa o cancro da mama e que se reflecte na AF das cristas dérmicas. O cancro da mama só se manifesta após a carcinogénese, mas a AF das cristas dérmicas forma-se no útero e permanece inalterada para sempre. Assim, sempre antes do aparecimento do tumor visível, e mesmo antes do início da carcinogénese, através da AF das cristas dérmicas, é possível ser despistado como sendo de alto risco ou não, e assim podem ser introduzidas medidas preventivas e estratégias terapêuticas precoces. O risco relativo é de cerca de 2 a 4 vezes para as variáveis dermatoglíficas FA do polegar, FA do anel e FA A-B RC com significado estatístico para o alelo variante XRCC1 e ERCC4 no cancro da mama, XRCC1, ERCC4 e ERCC5 no grupo de alto risco no seu modelo dominante

Assim, a AF pode ser utilizada como uma ferramenta poderosa para rastrear a população de alto risco para o cancro da mama e ajudar em medidas terapêuticas precoces. Para investigar esta hipótese, foi analisada pela primeira vez a associação entre a AF do padrão de cristas dérmicas e vários SNP. Após observação, os polimorfismos de nucleótido único rs1799782, rs1800067 e rs17655 estão significativamente associados à AF dos dedos polegar, indicador, médio, anelar e mindinho, à contagem de cristas A-B, ao ângulo ATD e ao índice da linha principal. Observa-se que o SNP rs 1799782 está associado à AF do dedo médio no tipo mutante homozigótico e o rs17655 está associado à AF dos dedos médio e mínimo no tipo mutante homozigótico. Observa-se que o SNP XRCC3 rs 861539 está associado ao índice FA, ao dedo médio, ao dedo mindinho e ao ângulo ATD.

Os resultados do presente estudo confirmaram o envolvimento do XRCC1 Arg194Trp, do ERCC4 Arg 415 Gln e do ERCC5 Asp1104His no cancro da mama, particularmente na população com um padrão distinto de crista dérmica. O estudo confirmou o envolvimento de variáveis distintas de FA da crista dérmica no cancro da mama e a sua associação com variantes genéticas de reparação do ADN que reflectem a sua instabilidade. Pode sugerir-se que a AF das cristas dérmicas pode ser utilizada como um biomarcador eficaz da instabilidade genómica no cancro da mama. Assim, o estudo teve como objetivo investigar o contexto genético da associação entre o cancro da mama e o padrão distinto das cristas palmares. Pode sugerir-se que o padrão das cristas dérmicas pode ser utilizado como um biomarcador de polimorfismo específico do gene de reparação do ADN que serve como procedimento de rastreio.

Capítulo 8. Fase 2: Estudo sobre a influência da base genética dos principais factores de risco no carcinoma da mama feminino.

8.1 Introdução:

Hormone Based Life Events (acontecimentos de vida baseados em hormonas) é um termo utilizado para descrever determinados factores que aumentam a exposição à hormona estrogénio ao longo da vida. Por outro lado, a história familiar positiva ajuda a descrever a base genética do cancro da mama hereditário (5% a 10%). Os eventos de vida baseados em hormonas podem ser herdados diretamente dos pais ou a alteração epigenética do gene dos pais pode ser transferida para o padrão de ADN da filha, resultando em instabilidade genómica. A alteração epigenética é o termo utilizado para descrever os factores ao longo da vida que influenciam ou regulam o gene sem alterar a sequência do ADN. Trata-se de um regulador genético. A má qualidade do estilo de vida induz o stress oxidativo, a metilação do ADN e a metilação das histonas. Estas alterações ao nível do ADN podem produzir efeitos negativos que resultam em polimorfismo, em que uma base da sequência de nucleótidos é alterada, ou afetar a expressão genética sem alterar a sequência do gene. Os factores de risco não modificáveis são o resultado da instabilidade genómica que se pode refletir nos padrões de cristas dérmicas. Sugere-se que os factores de risco associados a eventos de vida baseados em hormonas têm uma base genética (Kevin et al 2014), pelo que o presente estudo tem por objetivo analisar a base genética dos eventos de vida baseados em hormonas e a história familiar positiva, avaliando a sua associação com variantes genéticas com o padrão de cristas dérmicas e a assimetria flutuante dos padrões de cristas dérmicas no cancro da mama.

8.2 Procedimento de recolha de dados:

Os dados recolhidos junto dos participantes após uma explicação pormenorizada sobre o procedimento e a sua cooperação e disponibilidade foram obtidos através de um consentimento informado. As variáveis utilizadas como medida de resultado para eventos de vida baseados em hormonas e antecedentes familiares positivos são recolhidas como parte da sua avaliação subjectiva (Quadro - I). As variáveis utilizadas como medida de resultado são a média >50 anos, o aumento da idade menstrual, as mulheres pós-menopáusicas, a primeira gravidez de termo (FFTP)>30 anos, a nuliparidade, a obesidade, a história familiar de cancro da mama (mãe, irmã, filha).A análise genética é efectuada para quatro SNP, nomeadamente XRCC1 Arg 194 Trp, rs -1799782 , XRCC3 Thr 242 Met, rs-861539, ERCC4 Arg 415 Gln, rs- 1800067, ERCC5 Asp 1104 His rs- 17655 e os resultados são considerados (Fase 1.2). Após uma análise pormenorizada dos padrões das cristas dérmicas e da assimetria flutuante das cristas dérmicas dos dígitos homólogos da mão direita e da mão esquerda, os resultados são considerados (Fase 1.1). São seleccionadas as diferentes variáveis. As variáveis dos diferentes factores de risco são o aumento da idade menstrual, a nuliparidade, o FFTP>30 anos e a história familiar positiva. As variáveis da análise dermatoglífica incluem seis ou mais espirais, MFRC (<12,6), contagem de cristas A-B (<34,8), ângulo ATD (<43°), PII (>12,6), AF do polegar FRC e do dedo anelar, contagem de cristas A-B.

8.3 Análise de dados:

O procedimento estatístico utilizado para analisar a frequência da associação entre acontecimentos de vida baseados em hormonas e o alelo variante do gene de reparação do ADN e a associação com dermatoglifos é o rácio de probabilidades e o nível de significância utilizando o valor P.

Figura-XI: Associação entre eventos de vida baseados em hormonas e estado de polimorfismo.

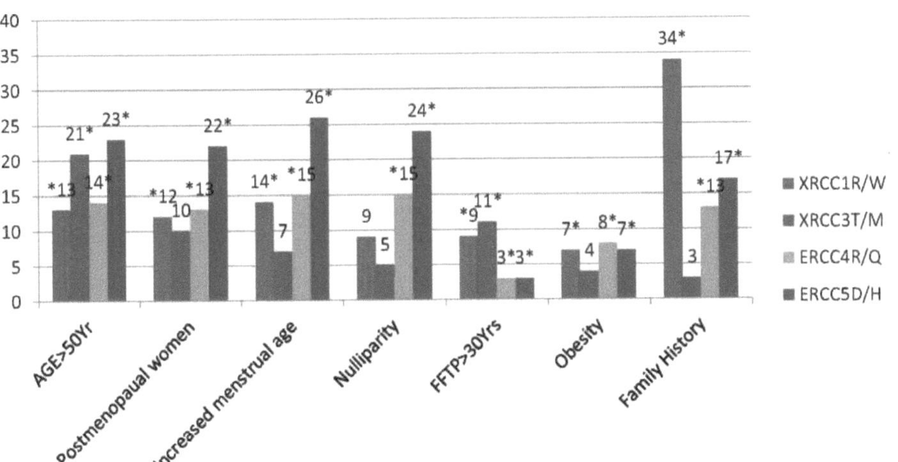

*Estatisticamente significativo

Table- X: Association between Hormone Based Life Events and Polymorphism Status.

Gene &Codon	Genotype		Negative and Positive pattern Frequency						
			Age ≥51 years	Menstrual status	Increased menstrual age	Nulliparity	FFTP ≥ 30years	Obesity	Family history
XRCC1 R194W	R/R	OR (CI at 95%)	4.17(1.64-10.6)	3.58(1.45-8.83)	9.13(3.22-25.8)	1.82(0.787-4.22)	11.2(2.89-3.95)	8.14(3.05-21.6)	6.48(2.63-15.97)
		P Value	**0.002**	**0.005**	**<0.0001**	0.1606	**0.0005**	**<0.0001**	**<0.0001**
	R/W	OR (CI at 95%)	0.25(0.10-0.65)	0.30(0.12-0.74)	0.11(0.04-0.33)	0.59(0.25-1.40)	0.08(0.02-0.34)	0.14(0.05-0.38)	0.16(0.06-0.41)
		P Value	**0.004**	**0.009**	**0.0001**	0.23	**0.0005**	**0.0001**	**0.0001**
	W/W	OR (CI at 95%)	0.28(0.01-7.17)	0.27(0.01-6.80)	0.23(0.009-5.7)	0.25(0.01-6.27)	-	0.05(0.002-1.4)	0.14(0.06-3.74)
		P Value	0.44	0.42	0.37	0.40	-	0.08	0.24
XRCC3 T241W	T/T	OR (CI at 95%)	3.60(1.46-8.81)	2.59(1.10-6.08)	1.29(0.56-2.94)	0.55(0.23-1.33)	9.96(3.08-32.2)	2.85(1.06-7.61)	0.41(0.14-0.16)
		P Value	**0.005**	**0.02**	0.54	0.18	**0.0001**	**0.03**	0.09
	T/M	OR (CI at 95%)	0.29(0.11-0.77)	0.43(0.17-1.07)	0.80(0.33-1.9)	1.65(0.65-4.13)	0.13(0.04-0.43)	0.04(0.16-1.3)	2.59(0.83-8.0)
		P Value	**0.01**	0.07	0.62	0.28	**0.0009**	0.15	0.10
	M/M	OR (CI at 95%)	0.28(0.02-2.78)	0.26(0.02-2.63)	0.69(0.09-5.09)	2.34(0.23-23.04)	0.13(0.01-1.52)	0.16(0.02-1.25)	1.38(0.13-13.62)
		P Value	0.28	0.25	0.72	0.46	0.10	0.08	0.78
ERCC4 R415Q	R/R	OR (CI at 95%)	3.65(1.59-8.34)	3.02(1.37-6.69)	7.22(2.98-17.4)	6.41(2.65-15.48)	14.7(2.67-81.4)	10.6(3.97-28.5)	8.01(3.43-18.70)
		P Value	**0.002**	**0.006**	**<0.0001**	**<0.0001**	**0.002**	**<0.0001**	**<0.0001**
	R/Q	OR (CI at 95%)	0.29(0.12-0.70)	0.33(0.14-0.77)	0.14(0.05-0.37)	0.16(0.06-0.41)	0.01(.002-0.07)	0.15(0.05-0.39)	0.14(0.06-0.34)
		P Value	**0.005**	**0.01**	**0.0001**	0.0001	**<0.001**	**0.0001**	**<0.0001**
	Q/Q	OR (CI at 95%)	0.28(0.02-2.78)	0.82(0.11-6.01)	0.22(0.02-2.22)	0.25(0.02-2.46)	0.09(0.003-2.3)	0.05(0.005-0.5)	0.14(0.01-1.42)
		P Value	0.28	0.84	0.20	0.23	0.15	**0.01**	0.09
ERCC5 D1104H	D/D	OR (CI at 95%)	28.0(8.05-97.9)	4.37(2.12-9.02)	16.3(7.02-38.1)	16.71(6.66-1.89)	30.0(3.32-270.)	3.69(1.45-9.13)	6.49(3.04-13.87)
		P Value	**<0.0001**	**0.0001**	**<0.0001**	**<0.001**	**0.002**	**0.005**	**<0.0001**
	D/H	OR (CI at 95%)	0.17(0.08-0.38)	0.21(0.10-0.46)	0.05(0.02-0.14)	0.05(0.01-0.14)	0.05(0.006-0.5)	0.43(0.17-1.06)	0.20(0.09-0.43)
		P Value	**<0.0001**	**0.0001**	**<0.0001**	**<0.001**	**0.01**	0.06	**<0.0001**
	H/H	OR (CI at 95%)	0.20(0.02-1.91)	0.82(0.11-6.01)	0.45(0.07-2.82)	0.49(0.08-3.07)	0.49(0.08-3.07)	0.10(0.01-0.67)	1.10(0.01-0.97)
		P Value	0.16	0.84	0.39	0.45	0.06	**0.01**	**0.04**

Figura- XII: Associação entre Variável Dermatoglífica Distinta, AF e Factores de Risco.

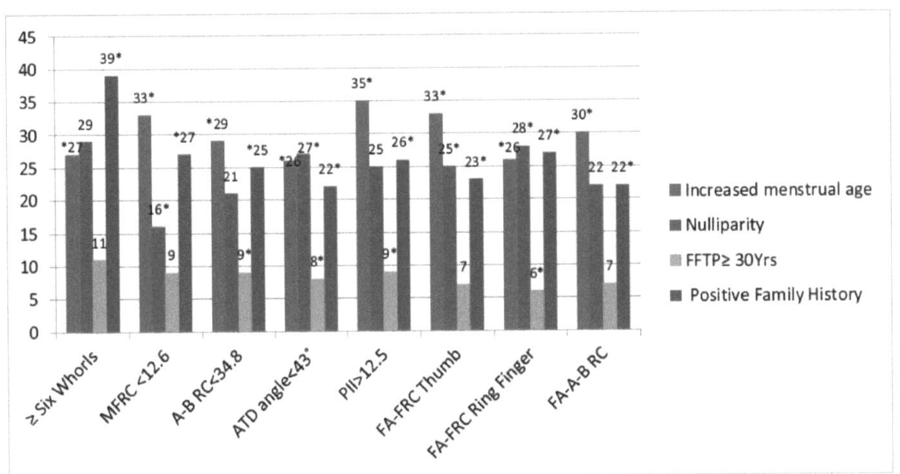

*Estatisticamente significativo

Table- XI:	Association betweenDistinct High Risk Factors and Distinct Dermatoglyphics and Fluctuating Asymmetry.							
Risk Factors		Dermatoglyphic Variables						
		Six or whorls N=63(42)	MFRC <12.6, N= 5(70)	A-B ridge count<34.8- n=67(45)	Atd angle <43°, n= 123(82%)	PII-D >12.5 N=78(52)	FA – FRC- THUMB	FA-FRC –RING FINGER	FA –A-B RC
Increased menstrual age	OR(95 % CI)	0.17(0.08-0.3)	0.46 (0.21-0.98)	0.13 (0.06-0.27)	13.46 (4.38-41.32)	0.08 (0.03-0.18)	0.07 (0.03-0.16)	0.28 (0.14-0.57)	0.06 (0.02-0.17)
	P Value	**0.0001**	**0.04**	**0.0001**	**0.0001**	**0.0001**	**0.0001**	**0.0004**	**0.0001**
Nulliparity	OR(95 % CI)	0.82 (0.43-1.59)	34.59 (11.25-106.36)	0.59 (0.30-1.14)	16.00 (4.55-56.26)	1.13 (0.56-2.29)	0.12 (0.51-0.30)	0.24 (0.12-0.47)	0.82 (0.43-1.57)
	P Value	0.57	**0.0001**	0.11	**0.0001**	0.72	**0.0001**	**0.0001**	0.55
FFTP >30Years	OR(95 % CI)	0.47 (0.18-1.27)	1.01 (0.36-2.82)	0.28 (0.10-0.79)	3.23 (1.13-9.22)	0.34 (0.11-1.00)	0.56 (0.21-1.48)	0.91 (0.34-2.38)	0.80 (0.30-2.11)
	P Value	0.13	0.98	**0.01**	**0.02**	0.05	0.24	0.84	0.66
Positive Family History	OR(95 % CI)	0.06 (0.02-0.15)	0.24 (0.093-0.61)	0.09 (0.03-0.20)	2.93 (1.25-6.89)	0.12 (0.05-0.29)	0.16 (0.07-0.35)	0.05 (0.01-0.13)	0.25 (0.12-0.54)
	P Value	**0.0001**	**0.003**	**0.0001**	**0.01**	**0.0001**	**0.0001**	**0.0001**	**0.0003**

8.4 Resultados:

Os eventos de vida distintos baseados em hormonas são as variáveis com maior exposição à hormona estrogénio. Idade >50 anos, Primeira Gravidez a Termo (FFTP) >30 anos estão associados a uma diferença significativa p<0,05 com XRCC1 Arg194Trp, XRCC3 Thr241 Met, ERCC4 Arg 415 Gln, ERCC5 Asp1104His no seu tipo homozigótico selvagem e heterozigótico mutante. As mulheres pós-menopáusicas estão associadas a uma diferença significativa p<0,05 com XRCC1 Arg194Trp, ERCC4 Arg 415 Gln, ERCC5 Asp1104His no seu tipo homozigótico selvagem e heterozigótico mutante e XRCC3 Thr241 Met mostrou uma diferença significativa apenas com o tipo homozigótico selvagem. O aumento da idade menstrual (menarca precoce e menopausa tardia) está associado a uma diferença significativa p<0,05 com XRCC1 Arg194Trp, ERCC4 Arg 415 Gln, ERCC5 Asp1104His no seu tipo homozigótico selvagem e heterozigótico mutante, XRCC3 Thr241 Met não está associado ao aumento da idade menstrual. A nuliparidade está associada a uma diferença significativa p<0,05 com ERCC4 Arg 415 Gln, e ERCC5 Asp1104His no seu tipo homozigótico selvagem e heterozigótico mutante, XRCC1 Arg194Trp, XRCC3 Thr241 Met não estão associados à nuliparidade. A obesidade está associada a uma diferença significativa do XRCC1 Arg194Trp no tipo selvagem homozigótico e no tipo mutante heterozigótico, o XRCC3 Thr241 Met está associado apenas ao tipo selvagem homozigótico, o ERCC4 Arg 415 Gln está associado a todos os genótipos e o ERCC5 Asp1104His está associado ao tipo selvagem homozigótico e ao tipo mutante heterozigótico.A história familiar de cancro da mama na primeira ronda de familiares, mãe, irmã e filha, está associada a uma diferença significativa com XRCC1 Arg194Trp, ERCC4 Arg 415 Gln e ERCC5 Asp1104His no seu tipo homozigótico selvagem e heterozigótico mutante, e ERCC5 Asp1104His está também associado ao tipo homozigótico mutante. XRCC3 Thr241 Met não está associado a História familiar de cancro da mama.

Os resultados da associação com dermatoglifos sugeriram que o aumento da idade menstrual está significativamente associado a seis e mais espirais (p<0,0001), MFRC (p<0,04), A-B RC (p<0,0001), ângulo ATD (p<0.0001), PII (<0,0001), FA Polegar (p<0,0001), FA Anelar (p<0,0004), FA de A-B RC (P<0,0001).A nuliparidade está significativamente associada a MFRC (p<0,0001), ângulo ATD (p<0.001), FA polegar e Anel (p<0,0001).FFTP >30anos está associado significativamente com A-B RC (p<0,01), ângulo ATD (p<0,02), PII (p<0,05).História familiar positiva está associada significativamente com seis e mais espirais (p<0.0001), MFRC (p<0,0001), A-B RC (p<0,0001), ângulo ATD (p<0,0001), PII (<0,0001), FA Polegar (p<0,0001), FA Anelar (p<0,0001), FA de A-B RC (P<0,0001).

8.5 Discussão:

Os acontecimentos de vida baseados em hormonas reflectem o aumento da exposição à hormona estrogénio que, por sua vez, reflecte a exposição ao stress oxidativo. O polimorfismo de nucleótido único XRCC1 rs1799782 está significativamente associado ao aumento da idade, FFTP >30 anos, mulheres pós-menopáusicas, aumento da idade menstrual e obesidade, não estando associado à nuliparidade. XRCC3 rs 861539 está associado a um aumento da idade, FFTP > 30 anos e não está associado a outras variáveis. ERCC4 rs1800067 e ERCC5 rs17655 estão significativamente associados ao aumento da idade, FFTP >30 anos, mulheres pós-menopáusicas, aumento da idade menstrual, nuliparidade e obesidade (tanto do tipo mutante heterozigótico como homozigótico). Os polimorfismos de nucleótido único rs 1799782, rs1800067 e rs17655 estão significativamente associados à história familiar de cancro da mama. rs17655 está também associado ao genótipo homozigótico. O polimorfismo XRCC3 rs 861539 não está associado à história familiar de cancro da mama.

A epigenética (Kevin et al 2014) é uma ferramenta muito útil e poderosa que ajuda a regular os genes. A sequência nucleotídica de um gene não pode ser alterada normalmente pela nossa vida quotidiana; se a alteração ocorrer em resultado de alguns factores indutores, é designada por polimorfismo/mutação. A alteração epigenética é uma dádiva da nossa natureza para prevenir e combater o cancro. Através da alteração epigenética, é possível obter uma regulação tanto positiva como negativa, dependendo da forma como um indivíduo está a operar o mecanismo epigenético. Há certos factores que regulam positivamente o gene através de mecanismos epigenéticos, como a atividade física, o exercício regular, uma dieta nutritiva equilibrada, um IMC ideal, etc. Por outro lado, há certos factores que regulam negativamente o gene através de mecanismos epigenéticos, como a falta de exercício, o estilo de vida sedentário, a obesidade, os hábitos alimentares pouco saudáveis, o álcool, etc. (fator de risco modificável). O aumento da exposição aos estrogénios induz stress oxidativo no cancro da mama, o que induz polimorfismos. Os factores que resultam no aumento da exposição aos estrogénios são designados por acontecimentos de vida baseados em hormonas, que é um dos factores de risco importantes (fator de risco não modificável). Outros factores de risco que regulam negativamente o mecanismo epigenético são classificados como factores de risco modificáveis. Se observarmos em pormenor este conceito, torna-se claro que a chave para regular o nosso gene está na nossa mão. Cada indivíduo tem a liberdade de projetar a sua vida. Se a vida for concebida com factores que regulam positivamente o gene através da epigenética, pode prevenir, adiar a carcinogénese para os 60 ou 80 anos, ultrapassar as complicações do cancro da mama, reduzir a agressividade do cancro e muitos efeitos benéficos que ajudam a obter uma boa qualidade de vida.

Os diferentes factores de risco não modificáveis, nomeadamente o aumento da idade menstrual e a história familiar positiva, apresentaram uma associação significativa com todas as variáveis dermatoglíficas distintas e com a FA distinta das cristas dérmicas, o que sugere a instabilidade genómica no risco de cancro da mama. Sugere-se que o aumento da idade menstrual e a história familiar positiva tenham uma forte base genética. Os diferentes factores de risco modificáveis associados a eventos de vida baseados em hormonas, nomeadamente a nuliparidade e o FFTP>30 anos, estão significativamente associados ao ângulo ATD. A nuliparidade está associada à MFRC e a todas as variáveis distintas de FA. O FFTP >30 anos está associado à contagem de cristas A-B e ao PII. Os acontecimentos de vida baseados em hormonas e a história familiar positiva são factores de risco que se sugere terem uma base genética. A nuliparidade e o FFTP>30 anos podem dever-se a factores hereditários ou adquiridos. O mecanismo epigenético pode desempenhar um papel importante. A hereditariedade da nuliparidade e do FFTP>30 anos reflecte-se no padrão distinto das cristas dérmicas e no padrão FA das cristas dérmicas. A hereditariedade pode dever-se à transferência do gene afetado dos pais para a célula filha ou pode dever-se a uma alteração epigenética dos pais que resulta num gene deficiente que pode ser transferido para a célula filha sem quaisquer alterações na sequência de nucleótidos. Assim, sugere-se que os factores de risco dos acontecimentos de vida baseados em hormonas têm uma base genética. Esta hipótese é investigada através da análise da associação de acontecimentos de vida baseados em hormonas e de antecedentes familiares positivos com o padrão de cristas dérmicas e a AF das cristas dérmicas.

Este é o momento crucial para tomar uma decisão sensata para lutar contra o cancro da mama, bastando para isso seguir modificações simples no estilo de vida e tomar consciência dos factores de risco modificáveis e não modificáveis. Podemos prevenir ou atrasar o processo de carcinogénese e, consequentemente, o cancro da mama. O cancro da mama na década de 30 é mais agressivo do que na década de 60. Sugere-se que os acontecimentos de vida baseados em hormonas e a história familiar positiva tenham uma base genética. Para investigar esta hipótese, os acontecimentos de vida baseados em hormonas e a história familiar positiva são analisados quanto à sua associação com quatro genes de reparação do ADN. Os resultados do presente estudo sugerem a base genética dos acontecimentos de vida baseados em hormonas e da história familiar positiva. Estes dois factores são factores de risco não modificáveis. Assim, para ultrapassar as complicações produzidas pelo fator de risco, é necessário desenhar a vida através de algumas modificações, adicionando factores que regulam positivamente o gene através de mecanismos epigenéticos. Os resultados do presente estudo confirmam a base genética de eventos de vida baseados em hormonas e história familiar positiva, sugerindo a sua associação com o padrão de cristas dérmicas e a AF das cristas dérmicas. O estudo funciona como uma evidência para provar a hipótese e, assim, os dermatoglifos podem funcionar como um biomarcador anatómico para rastrear a população com cancro da mama.

CONCLUSÃO

Os resultados do presente estudo confirmam o impacto das vias genéticas de reparação do ADN no carcinoma da mama, particularmente na população com variáveis dermatoglíficas distintas e a sua assimetria flutuante. A associação com eventos de vida baseados em hormonas pode produzir alterações epigenéticas no gene e afetar a qualidade de vida, resultando assim no cancro da mama. Sendo a dermatoglifia um biomarcador anatómico não invasivo, se for praticada como um procedimento de rastreio para isolar o cancro da mama e a população de alto risco, poderá haver uma grande redução na incidência e prevalência do cancro da mama. O resultado do presente estudo sugere que a assimetria flutuante dos dermatoglifos é uma medida altamente sensível para identificar a instabilidade genómica de um indivíduo. Por outro lado, a epigenética está a desempenhar um papel vital na indução da carcinogénese. Dois factores responsáveis pelas alterações epigenéticas são a alimentação e os hábitos de vida. É a incorporação de alimentos saudáveis, nutritivos e equilibrados, atividade física e exercício regular como parte da nossa vida quotidiana e evitar hábitos que actuam como factores de risco modificáveis, como a ingestão de alimentos de má qualidade, junk food, alimentos embalados e conservados, falta de exercício e estilo de vida sedentário. A sensibilização para as alterações epigenéticas que estão envolvidas na produção de mudanças no mecanismo do nosso corpo e para os factores do estilo de vida que induzem alterações torna-se uma medida vital para prevenir a ocorrência do cancro da mama.

Através da epigenética, o cancro da mama torna-se uma doença evitável. Ajuda a retardar a ocorrência da carcinogénese, ajuda a ultrapassar as complicações da quimioterapia e da radioterapia e melhora a qualidade de vida dos sobreviventes do cancro. Assim, o estudo teve como objetivo investigar, pela primeira vez, a base genética da associação entre o cancro da mama e as variáveis dermatoglíficas e a base genética dos eventos de vida baseados em hormonas, o que ajuda no desenvolvimento de estratégias preventivas e terapêuticas precoces, podendo levar à redução da incidência do cancro da mama, à redução da taxa de morbilidade e mortalidade e ao aumento da taxa de sobrevivência da população com cancro da mama.

RESUMO

INTRODUÇÃO: O cancro da mama é o cancro mais comum nas mulheres. De acordo com a Agência Internacional de Investigação sobre o Cancro (IARC) - agência específica da OMS para o cancro - a incidência mundial é de cerca de 11,9% e na Índia é de cerca de 30-33 por 1 000 000 de habitantes. O cancro da mama pode ou não ser hereditário. Para além da mutação hereditária, a mutação somática tem de ocorrer para que o cancro se manifeste e esta mutação somática é o resultado de um fator de risco ao longo da vida. Deste ponto de vista, o presente estudo constitui uma tentativa de prevenção e controlo do cancro da mama através da análise da base genética da associação entre dermatoglifia e cancro da mama.

Objetivo: Estudar a associação do padrão de cristas dérmicas da mão com variantes genéticas de reparação do ADN e a influência de eventos de vida baseados em hormonas na população feminina com cancro da mama.

OBJECTIVO: Investigar a associação entre os padrões das cristas dérmicas das mãos e as variantes genéticas de reparação do ADN no carcinoma da mama feminino e determinar a base genética dos factores de risco no carcinoma da mama feminino.

METODOLOGIA: O estudo transversal está a ser realizado com 150 mulheres em três grupos, cada um com 50 participantes. As participantes têm idades compreendidas entre os 35 e os 60 anos. Os participantes recebem explicações pormenorizadas sobre o procedimento e a sua cooperação e vontade são obtidas através de um consentimento informado. Os participantes são agrupados com base em critérios de seleção. O Grupo I inclui mulheres com diagnóstico histopatológico de cancro da mama como local primário de carcinoma. O Grupo-II inclui mulheres classificadas como tendo um risco elevado de cancro da mama com base nos seus antecedentes familiares de cancro da mama (mãe, irmã ou filha) ou em quaisquer dois critérios baseados na sua exposição endógena aos estrogénios, que incluem antecedentes menstruais (menarca precoce abaixo dos 12 anos, menopausa tardia acima dos 50 anos), estado de paridade (primeira gravidez a termo (FFTP) acima dos 30 anos, nuliparidade), antecedentes pessoais de fibro-adenoma, obesidade, terapia de substituição hormonal (HRT). O Grupo-III inclui mulheres saudáveis.

A análise dermatoglífica é efectuada através da recolha de dados sob a forma de imagens fotográficas digitais dos dígitos e da palma da mão direita e esquerda, com o respetivo perfil, de todos os participantes e analisadas por computador. A variável dermatoglífica qualitativa inclui: > seis espirais digitais, total de espirais digitais, total de arcos digitais, total de anéis digitais radiais, total de anéis digitais ulnares, total de outros padrões digitais complexos. A variável dermatoglífica quantitativa inclui: contagem das cristas dos dedos da mão direita e da mão esquerda, contagem total das cristas dos dedos, contagem absoluta das cristas dos dedos, contagem das cristas a-b da direita e da esquerda, ângulo atd da direita e da esquerda, índice da linha principal da direita e da esquerda, índice de intensidade do padrão digital, índice de intensidade do padrão palmar. A análise genética é efectuada através da colheita de 3 ml de sangue periférico em tubos de ensaio revestidos com EDTA (ácido etileno-diamino-tetra-acético) por via venosa. O procedimento inclui a extração de ADN, seguida da amplificação de segmentos de genes de reparação do ADN utilizando a reação em cadeia da polimerase (PCR) e a identificação do polimorfismo de nucleótido único utilizando o polimorfismo de comprimento de fragmentos de restrição (RFLP). O resultado é analisado utilizando as respectivas variáveis. As variantes genéticas de reparação do ADN incluídas no estudo são: XRCC1 Arg 194 Trp, Rs -1799782 , XRCC3 Thr 241 Met, rs-861539 , ERCC4 Arg 415 Gln, rs- 1800067, ERCC5 Asp 1104 His rs- 17655. As variáveis utilizadas para analisar os eventos de vida baseados em hormonas são a idade >50 anos, o aumento da idade menstrual, as mulheres pós-menopáusicas, a idade da primeira gravidez de termo (FFTP), a nuliparidade, a obesidade e a história familiar de cancro da mama (mãe, irmã, filha).

O procedimento foi realizado nas seguintes fases:

Fase 1:

Fase 1.1: Estudo dos padrões das cristas dérmicas da mão e da sua assimetria flutuante na população feminina com cancro da mama

Fase 1.2: Estudo sobre as variantes genéticas de reparação do ADN na população feminina com cancro da mama

Fase 1.3: Estudo da Associação entre as Variáveis Dermatoglíficas Qualitativas e Quantitativas, a sua Assimetria Flutuante e as Variantes Genéticas de Reparação do ADN no Cancro da Mama.

Fase 2: Estudo sobre a influência da base genética dos principais factores de risco no carcinoma da mama feminino

ANÁLISE DOS DADOS E RESULTADOS: As variáveis dermatoglíficas foram analisadas através do teste do Qui-quadrado e do teste t de student. As medidas estatísticas utilizadas para analisar as variáveis genéticas são o equilíbrio de Hardyweinberg utilizando o teste do Qui-quadrado, a associação de variantes genéticas com o cancro da mama utilizando o odds ratio com nível de significância, a associação de dermatoglifos, a sua assimetria flutuante e o polimorfismo utilizando o odds ratio e o rácio de risco com nível de significância, e a associação de eventos de vida baseados em hormonas com o polimorfismo e os dermatoglifos utilizando o odds ratio com nível de significância.

Fase 1: Fase 1.1- Estudo sobre os padrões das cristas dérmicas da mão e a sua assimetria flutuante na população feminina com cancro da mama: As variáveis dermatoglíficas típicas que podem ser utilizadas como biomarcador para isolar a população de alto risco e de cancro da mama da população de controlo são seis e mais de seis espirais, seguidas de arco, ansa radial e ansa ulnar, contagem de cristas A-B (esquerda). Os padrões complexos, a contagem total das cristas dos dedos, a contagem absoluta das cristas dos dedos, o ângulo ATD, a contagem das cristas A-B (direita), o índice da linha principal e o índice de intensidade digital e palmar podem ser utilizados para isolar a população com cancro da mama. A contagem de cristas A-B (direita), o ângulo ATD, o índice de intensidade do padrão digital e o índice da linha principal (direita) podem ser utilizados para isolar a população de alto risco. As variáveis dermatoglíficas típicas baseadas na assimetria flutuante que podem ser utilizadas como biomarcador para isolar a população de alto risco e de cancro da mama são a contagem das cristas dos dedos polegar, indicador e anelar. A contagem das cristas A-B e o índice da linha principal podem ser utilizados para isolar a população com cancro da mama e o ângulo ATD para isolar o grupo de alto risco.

Fase 1.2- Estudo sobre as variantes genéticas de reparação do ADN na população feminina com cancro da mama: Todas as frequências genotípicas estão de acordo com a genética populacional. XRCClArg 194Trp, ERCC4 Arg 415 Gln, e ERCC5 Asp1104His têm uma associação significativa com o risco de cancro da mama. O ERCC4 e o ERCC5 apresentaram uma associação altamente significativa com o risco de cancro da mama. XRCC1Arg 194Trp, ERCC4 Arg 415 Gln associaram-se significativamente a uma população feminina de alto risco. XRCC3 Thr241 Met não apresentou uma associação significativa com o cancro da mama ou com a população de alto risco.

Fase 1.3- Estudo da associação entre as variáveis dermatoglíficas qualitativas e quantitativas, a sua assimetria flutuante e as variantes genéticas de reparação do ADN no cancro da mama: As variáveis dermatoglíficas seis e mais de seis verticilos, a contagem média das cristas dos dedos (MFRC<12,6), a contagem das cristas A-B (<34.8) e o Índice de Intensidade do Padrão Digital (PII-D >12,5) estão associados a uma maior frequência com o alelo variante do polimorfismo de nucleótido único do gene de reparação do ADN rs 1799782, rs1800067 e rs17655 no seu tipo mutante heterozigótico e com o rs17655 também no seu tipo mutante homozigótico. Observa-se que a Total Finger Ridge Count (TFRC<126) está associada a um aumento da frequência com o alelo variante do polimorfismo de nucleótido único do gene de reparação do ADN rs 1799782, rs 861539, rs1800067 e rs17655 apenas no seu tipo mutante heterozigótico. Observou-se que o ângulo ATD (<43°) está associado em maior frequência ao alelo variante do polimorfismo de nucleótido único do gene de reparação do ADN rs 861539 no seu tipo mutante heterozigótico e no seu tipo mutante homozigótico e rs17655 no seu tipo hetero mutante. O risco relativo é de cerca de 2 a 4 vezes com significado estatístico para o cancro da mama e o grupo de alto risco para os genes XRCC1 Arg194Trp, ERCC4 Arg 415 Gln, ERCC5 Asp1104His no seu modelo dominante tanto no cancro da mama como no grupo de alto risco para as variáveis seis ou mais espirais, PII-D, A-B RC.

Os polimorfismos de nucleótido único rs 1799782, rs1800067 e rs17655 estão significativamente associados à AF dos dedos polegar, indicador, médio, anelar e mindinho, à contagem de cristas A-B, ao ângulo ATD e ao índice da linha principal. Observa-se que o SNP rs 1799782 está associado à AF do dedo médio no tipo mutante homozigótico e o rs17655 está associado à AF dos dedos médio e mínimo no tipo mutante homozigótico. Observa-se que o SNP XRCC3 rs 861539 está associado ao ângulo FA Index, Middle, little e ATD. O risco relativo é cerca de 2 a 4 vezes superior para a variável dermatoglífica FA polegar, FA anelar e FA A-B RC com significado estatístico para o alelo variante XRCC1 e ERCC4 no cancro da mama, XRCC1, ERCC4 e ERCC5 no grupo de alto risco no seu modelo dominante

Fase 2 - Estudo sobre a influência da base genética dos principais factores de risco no carcinoma da mama feminino: Os acontecimentos de vida baseados em hormonas reflectem o aumento da exposição à hormona estrogénio que, por sua vez, reflecte a exposição ao stress oxidativo. O polimorfismo de nucleótido único XRCC1 rs1799782 está significativamente associado ao aumento da idade, FFTP >30 anos, mulheres pós-menopáusicas, aumento da idade menstrual e obesidade, não estando associado à nuliparidade. XRCC3 rs861539 está associado a um aumento da idade, FFTP >30 anos e não está associado a outras variáveis. ERCC4 rs1800067 e ERCC5 rs17655 estão significativamente associados ao aumento da idade, FFTP >30 anos, mulheres pós-menopáusicas, aumento da idade menstrual, nuliparidade e obesidade (tanto do tipo mutante heterozigótico como homozigótico). Os polimorfismos de nucleótido único rs 1799782, rs1800067 e rs17655 estão significativamente associados à história familiar de cancro da mama. rs17655 está também associado ao genótipo homozigótico. O polimorfismo XRCC3 rs 861539 não está associado à história familiar de cancro da mama.

Os diferentes factores de risco não modificáveis, nomeadamente o aumento da idade menstrual e a história familiar positiva, apresentaram uma associação significativa com todas as variáveis dermatoglíficas distintas e com a FA distinta das cristas dérmicas, o que sugere a instabilidade genómica no risco de cancro da mama. Sugere-se que o aumento da idade menstrual e a história familiar positiva tenham uma forte base genética.

CONCLUSÃO: Os resultados do presente estudo confirmam o impacto das vias genéticas de reparação do ADN no carcinoma da mama, particularmente na população com variáveis dermatoglíficas distintas e também a sua associação com eventos de vida baseados em hormonas. Assim, o estudo sugeriu, pela primeira vez, a presença da base genética da associação entre o cancro da mama e as variáveis dermatoglíficas e a base genética dos eventos de vida baseados em hormonas, o que ajuda no desenvolvimento de estratégias terapêuticas.

BREAST CANCER/ HIGH RISK

Dermatoglyphic Analysis

Qualitative and Quantitative Analysis

- ≥Six Whorls, MFRC (<12.6), TFRC (<126), A-B RC (<34.8), PII (>12.5).
- Arch, Radial Loop, MFRC, A-B RC, PII, MLI,ATD angle

Fluctuating Asymmetry

- FRC Thumb, Ring Finger, A-B RC, MLI
- FRC Thumb, Index and Ring, ATD Angle

Genetic Analysis

DNA Repair Genetic Variants

- XRCC1 Arg 194Trp, ERCC4 Arg 415 Gln, ERCC5 Asp 1104 His showed significant association. XRCC3 Thr 241 Met results are inconclusive. ERCC5 showed highly significant Association with breast cancer risk.
- XRCC1 Arg 194Trp, ERCC4 Arg 415 Gln in high risk populations

Epigenetic Analysis

Hormone Based Life Events

- Increased menstrual age, positive family history nulliparity , FFTP >30yrs, Age >50 yrs, obesity

DNA repair Genetic Variants and Dermatoglyphic
Analysis, Hormone Based Life Events

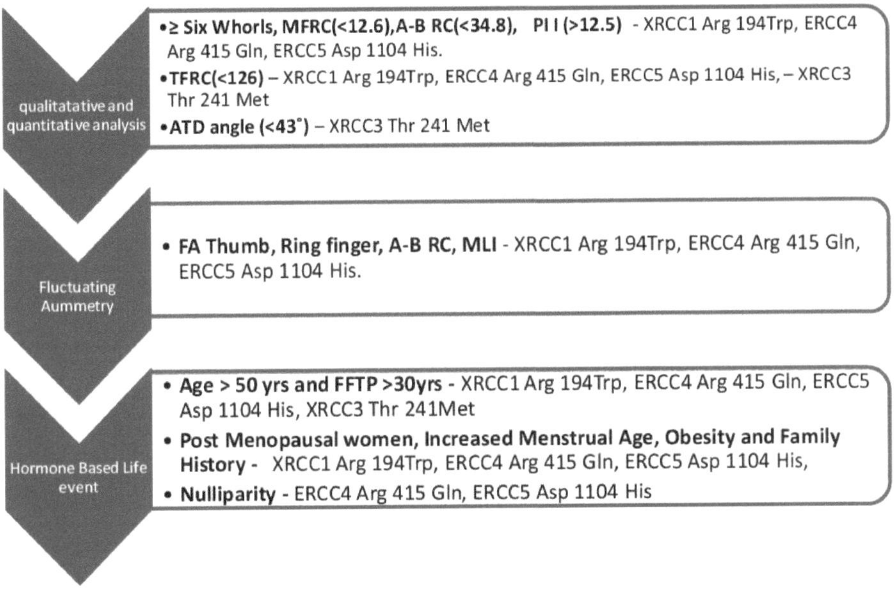

qualitatative and quantitative analysis

- ≥ Six Whorls, MFRC(<12.6),A-B RC(<34.8), PI I (>12.5) - XRCC1 Arg 194Trp, ERCC4 Arg 415 Gln, ERCC5 Asp 1104 His.
- TFRC(<126) – XRCC1 Arg 194Trp, ERCC4 Arg 415 Gln, ERCC5 Asp 1104 His, – XRCC3 Thr 241 Met
- ATD angle (<43°) – XRCC3 Thr 241 Met

Fluctuating Aummetry

- FA Thumb, Ring finger, A-B RC, MLI - XRCC1 Arg 194Trp, ERCC4 Arg 415 Gln, ERCC5 Asp 1104 His.

Hormone Based Life event

- Age > 50 yrs and FFTP >30yrs - XRCC1 Arg 194Trp, ERCC4 Arg 415 Gln, ERCC5 Asp 1104 His, XRCC3 Thr 241Met
- Post Menopausal women, Increased Menstrual Age, Obesity and Family History - XRCC1 Arg 194Trp, ERCC4 Arg 415 Gln, ERCC5 Asp 1104 His,
- Nulliparity - ERCC4 Arg 415 Gln, ERCC5 Asp 1104 His

Dermatoglyphic Analysis and Hormones based
Life Events

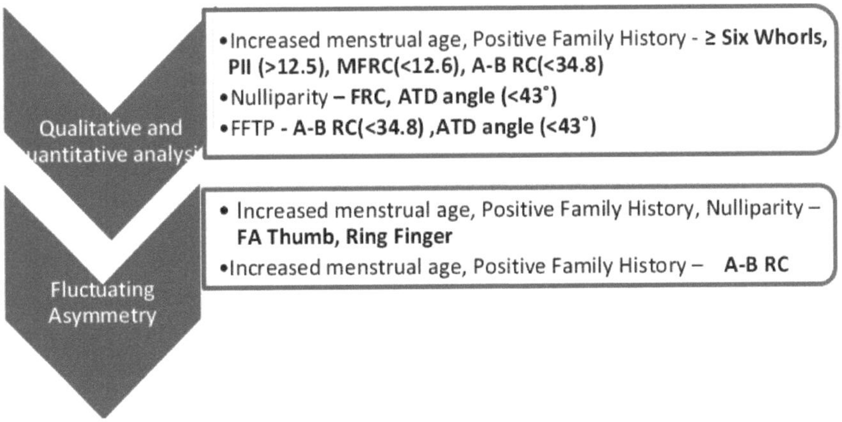

Qualitative and quantitative analysis

- Increased menstrual age, Positive Family History - ≥ Six Whorls, PII (>12.5), MFRC(<12.6), A-B RC(<34.8)
- Nulliparity – FRC, ATD angle (<43°)
- FFTP - A-B RC(<34.8) ,ATD angle (<43°)

Fluctuating Asymmetry

- Increased menstrual age, Positive Family History, Nulliparity – FA Thumb, Ring Finger
- Increased menstrual age, Positive Family History – A-B RC

BREAST CANCER RISK

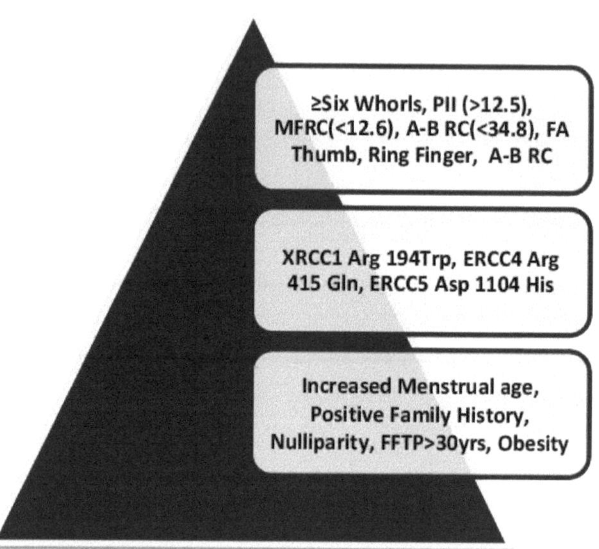

REFERÊNCIAS

Abilasha S, Harisudha R, Janaki CS, (2014), Dermatoglifos: Uma ferramenta preditora para analisar a ocorrência de cancro da mama, IJMRHS, 3 (1): 28-31.

Adams MS, Niswander JD, (1967), Developmental "noise" and a congenital malformation, Genet Res Camb, 10(3): 313-317.

Adlercreutz, H e Mazur, W, (1997), Phyto-estrogens and Western diseases.Annals of Medicine, 29(2): 95-120.

Agarwal G Pradeep PV, Aggarwal V, Yip CH, Cheung PS, (2007), Spectrum of breast cancer in Asian women. World J Surg, 31(5): 1031-1040.

Agarwal, Ramakant P, (2008), Breast cancer care in india: the current scenario and the challenges for the future, Breast care, 3(1): 21-27.

Alena K, Elisabete S, Andreas K, (2008) "Estrogénios e instabilidade genómica em células humanas de cancro da mama - envolvimento da sinalização Src/Raf/Erk na formação de micronúcleos por químicos estrogénicos" Carcinigenesis, Vol.29 (10):1862-1868.

Ambika G e Freny R K, (2013), Papel da dermatoglifia como indicador de lesões pré-cancerosas e cancerosas da cavidade oral, Contemp Clin Dent. 4(4): 448-453.

Anderson BO, Jakesz R, (2008), Breast cancer issues in developing countries; anverview of the breast health global initiative. World J Surg, 32(12): 2578 - 2585.

Aparjita R, Viswawas J, Ramnath T, Choudary DS, Garg RR (2013), Um estudo transversal sobre dermatoglifos palmares em relação a pacientes com carcinoma da mama, Journal of clinical and Diagnostic research, 7(4): 609-612.

Arrieta M, Criado B, Martinez B, Lobato M, Gil A, Lostao C, (1993),Fluctuating dermatoglyphic asymmetry: Genetic and prenatal influences, AnnalHum Biol; 20: 557-563.

Babler W J, (1991), Embryologic Development of Epidermal Ridges and their configuration, Birth defects original article series, Vol. 27, Number 2: 95-112.

Babler W, (1978),Prenatal selection and dermatoglyphic patterns, Am J PhysAnthropol, 48(1): 21-27.

Babler WJ, (1979), Quantitative differences in morphogenesis of human epidermalridges, In Wertelecki W, Plato CC (eds): "Dermatoglyphics- Fifty Years Later". Nova Iorque: Alan R. Liss para a National Foundation-March of Dimes. BD: OAS XV, (6): 199-208.

Berg M, Tymoczko J, Stryer L, (2012), Biochemistry 7th edition, New York, W.H.Freeman and company, 840.

Berntein C, Anil R P, Valentine N, Harris B, (2013), DNA damage, DNA repair and cancer, New Research Direction in DNA Repair, Prof. Clark Chen(Ed). ISBN: 978-953-51-1114-1116.

Bhatnagar, M L Kothari, La Mehta, (1999), Essentials of Human Genetics, 4TH Edition,

Orient Longman, 85-95.

Blanka S, Milton A, (1976), Dermatoglyphics in medical disorders. Springer- Verlag; Nova Iorque, NY, 1-33.

Bonnevie K, ZurMechanik der Papillarmusterbildung, (1929), Die Epidermis alsformative ,Faktor in der Entwickhmg der Fingerbeeren und derPapillarmuster. Arch, Entwicklungmechn Organ, 117: 384-420.

Bray F, Ren JS, Masuyer E, Ferlay J (2013), Estimate of Global cancer prevalencefor 27 sites in adult population in 2008. Int J Cancer.132 (5): 1133-1145.

BREAST CANCER IN INDIA, Listen to your body, be aware, breast cancerindia.net/. Relatório PBCR - 2009-2011

Burdi AR, Babler WJ, Gam SM, (1977), Human skeletogenesis: Critical stages andPolymorphisms. Em Buettner-Janusch J (ed): "1976 Yearbook of PhysicalAnthropology", Vol. 20. Washington, DC: American Association of PhysicalAnthropologists, 4-18.

Carlos R P, Ramon C M, Eric de Lucena B, Asdrùbal, Nobrega M N, Sérgio Marques de L, Vanduir S, Paula R F, e José F F, (2013) 'Frequência De Potência Anaeróbica Entre Brasileiros Com Base Em Dermatoglifos E Polimorfismo R577X Da Proteína ACTN3' SportLogia, 9(1): 46-52.

Chi - Hin Cho, Vihnudutt P, (2006), Alcohol and Breast cancer, Karger medical and scientific publishers, 124.

Chintamani, Rohan K, Aliza M, SaiSaijanani, Amita T, AnjuBansal, (2007), Qualitative and Quantitative deramtoglyphic traits in patients with breast cancer: a propective study, BMC Cancer, 7: 44.

Christoph L e Gerd P.P, (2011), Epigenetic changes of DNA repair genes in cancer, J Mol Cell Biol., 3(1): 51-58.

Ciccia A, Elledge S J, (2010), The DNA damage response: making it safe to play withknives. Mol.cell., 40(2): 179-204.

Crutis CD, Thorngren DL, Nardulli AM, (2010), Immunohistochemical analysis of Oxidative stress and DNA repair proteins in normal mammary and breast cancertissues, BMC Cancer, 10:9.

Cummins H, Midlo C, (1943), Finger prints, palms and soles- An introduction to dermatoglyphics, Philadelphia: Blakiston Company, 11-15.

Davis, D. L., Axelrod, D., Osborne, M. P., e Telang, N. T, (1997), Environmental influences on breast cancer risk. Science & Medicine, 4(3): 56-63.

Davis, HL Bradlow, M Wolf, T Woodruff, DG Hoel e H Anton-Culver, (1993),Medical hypothesis: xenoestrogens preventable cause of breast cancer, Environ Health Perspect 101(5):372-377.

Dees C Foster J. S, Ahamed S, and Wilmalasena J, (1997), Dietary estrogens stimulate human Breast cells to enter the cell cycle. Environmental Health perspectives 105(suppl 3): 633-636.

Departamento de Genética Médica e Biologia Celular, Universidade de Medicina de Ningxia, Yinchuan 750004, China; Laboratório Principal de Reprodução e Genética em Ningxia, Yinchuan 750004, China; e Departamento Cirúrgico de Tumores do Hospital Afiliado da Universidade de Medicina de Ningxia, Yinchuan 750004, China (2009) "Flutuação da assimetria da dermatoglifia em doentes com cancro da mama", Vol. 40Issue (1): 37-40.

Dimitrescu, I Cotaria, (2005), Understanding breast cancer risk - where do we stand in 2005? J Cell Mol Med, 23, 9(1):208-221.

Donald A, Berry , Kathleen A, Cronin, Sylviak, Plevritis, Dennis G, Fryback (2005), Effect of screening and adjuvant therapy on mortality from breast cancer, N Engl J Med, 353: 1784-1792.

Egger G, Gangning L, Ana A, Peter A. J (2004), Epigenetic human disease and prospects for epigenetic theory. Nature, 429:457-463.

Ellen L. G, Cornelia M. U, e John D P, (2002), Polymorphisms in DNA repair genes and associations with cancer risk, Cancer Epidemiology, Biomarkers and prevention, Vol. 11: 1513-1530.

Elsdale T, Wasoff F, (1976), Culturas de fibroblastos e dermatoglifia: A topologia de dois padrões planares. Roux's Arch DevBiol, 180: 121-147.

Fatima M, AL Mutairi, Mohammed A, Manal S, A Alabdulkarim , Akbar A K Pathan, Narasimha R P, (2013), Associação do polimorfismo do gene XRCC1 com suscetibilidade ao cancro da mama em pacientes sauditas, Asian Pacific J Cancer Prev, 14(6): 3809 - 3813.

Feng YZ, Liu YL, he XF, Wei W, Shen X L, Xie D L, (2014), Association between the XRCC1 Arg194Trp polymorphism and risk of cancer; evidence from 201 case control studies, TumourBiol, 35(11): 1067710697.

Ferlay J, Soerjomataram I, Ervik M, Dikhit R, Eser S, Mathers C, Rebelo M, Parkin DM, Forman D, Bray F, (2013),GLOBOCAN 2012, Vol. 1.0, Cancer Incidence and mortality worldwide: IARC Cancer Base No.11, Lyon França: agência internacional de investigação sobre o cancro.

Fleischhauer K, Horstmann E,(1951), Untersuchungenilber die Entwicklung des Papillark& pc~ der mensdrliehenPalma turd Planta. Zeiti!Xlf h4ilcr Aaat 36, 2%:318.

Fojo T, (2001), Cancer, DNA repairs mechanisms and resistance to chemotherapy J. Natl. Cancer Inst. 93(19): 1434-1436.

Gabriel N, Hortobagyi J, (2005), The Global Breast cancer Burden: Variations in Epidemiology and survival" Clinical Breast Cancer, Vol.6 (5): 391401.

Galton F,(1892) Finger prints, Londres: Mcmillan publishers: 3-5.

Giuseppe M, Domenico P, Macro P, Simonetta G, Sonia C, Egido C, Vittirio K, Armelle M, Rosaria T, Silvia P, Alberto P, Paolo V, (2001), XRCC1, XRCC3, XPD, polimorfismos genéticos, tabagismo e^{32}P-DNA adducts numa amostra de indivíduos saudáveis, Carcinogenesis, Vol.22, No.9:1437-1445.

Green H, Thomas J, (1978,) Pattern formation by cultured human epidermal cells: development of curved ridges resembling dermatoglyphics. Science 200(4348): 1385-1388.

Hale AR, (1949), Breadth of epidermal ridges in the human fetus and its relation to growth of the hand and foot. Anat Rec, 105(4):763-776.

Halliwell, Barry, (2007), oxidative stress and cancer Have we moved forward? Biochem J, 401 (1): 1-11.

Hankinson, S. E., Colditz, G. A., Manson, J. E., Willett, W. C., Hunter, D. J., Stampfer, M. J., e Speizer, F. E, (1997), A prospective study of oral contraceptive use and risk of breast cancer. Cancer Causes and Control, *8*: 65-72.

Henry ER., (1937), Classification and uses of Finger Print: 8th edition, London HM. Gabinete Nacional, citado por Cummins H, 1850-1931

Herchel W J, (1880), Skin furrows of the hand, Nature, 23:76.

Heywang K, Astrid H e Stefan S, (2011), Advantages and disadvantages of mammography screening (Vantagens e desvantagens do rastreio mamográfico), Breast care (Basileia), 6(3):199-207.

Hortobagyi GN, Garza SJ, Pritchard K,Amadori P, Haidinga R, Hudis CA, Kaledh H (2005), 'the global breast cancer burden: variations in epidemiology and survival. Clin. Breast Cancer, 6(5): 391 - 401.

Hsu Ming S: Jyh-Cherng Y: Hsiao-Wei W, Shou- T C Liu MC, (2010), Synergistic effects of polymorphisms in DNA repair genes and endogenous estrogen exposure on female breast cancer risk, Ann SurgOncol, 17(3): 760-71.

Huang Z., Hankinson, S. E., Colditz, G. A., Stampfer, M. J., Hunter, D. J., Manson, J. E., Hennehens, C. H., Rosner, B., Speizer, F. E., e Willett, W. C, (1997), Dual effects of weight and weight gain on breast cancer risk. Journal of the American Medical Association, 278(17): 1407-1411.

Huang C e Mi M, (1987), Padrões dérmicos digitais no cancro da mama. ProcNatlSciCouncRepub China B,11 (2): 133-136.

Hunter, D. J., e Willett, W. C, (1996), Nutrition and breast cancer. Cancer Causes and Control, *7:* 56-68.

Ingemar P, (2000), Estrogens in the causation of breast, endometrial and ovarian cancers-Evidence and hypothesis from epidemiological findings, The journal of steroid biochemistry and molecular biology, Vol- 74(5):357-364.

Agência Internacional de Investigação do Cancro (OMS), (2013), Latest World Statistics, 12 de dezembro, N °223.

Jackson S P, Bartek J, (2009), The DNA damage response in human biology and disease. Nature, 461: 1071-1078.

Jacobsen N R, Nexo DA, Olen A, Ovev V e K Wallin H, TionnelandA,Vogel V (2003), No Association between the DNA repair gene XRCC3 T241M polymorphism and risk of skin and breast cancer, Cancer epidemiol Biomarker prev, Jun.12(6): 584-585.

James D, Yager, Nancy E, Davidson M D, (2006), "Estrogen carcinogenesis in breast cancer", N Engl J Med, 354: 270-282.

Jorgensen TJ, HelzlsouerKJ,Clipp SC, Bolten JH, Crum RM, Visvanathan K., (2009), DNA Repair gene variants associated with Benign Breast Disease in High Cancer risk women, Cancer Epidemiol Biomarkers Prev, 18(1): 346-50.

Josette N, MD,Bulletin of New York academy of medicine, (1977), Dermatoglyphic analysis: anthropological and medical aspects, Vol 53, No.8:681.

Julian V, (1970), Clinical significance and genetics of epidermal ridges - a review of dermatoglyhphics, The journal of Investigative dermatology, Vol.54, No.4: 261-271.

Kanf DH, (2002), Oxidative stress, DNA damage and breast cancer, AACN Clin issues, 13(4): 540-549.

Karabi D, Maitrayee C, Subhas G, Jaydip B, (2013), Breast cancer scenario in a regional cancer centre in eastern india over eight years-still a major public health problem, Asian Pacific J Cancer Prev, 13: 809-813.

Katherine D C, Marillie D G, Mary B T, Fang F Z et al, (2007), Polymorphisms in nucleotide excision repair genes, polycyclic aromatic hydrocarbon DNA adducts and Breast cncer risk, Cancer Epidemiol Biomarkers Prev, 16(10): 2033-2041.

Katznelon M, Goldman B, (1982), Fetal Dermatoglyphics, Clin Genet, 21(4): 237-242.

Kavitha P , Geetha, Singh J, Agarwal SK (2013), Analysis of qualitative andquantitative dermatoglyphic traits in breast cancer patients association with ABO Blood group, Asian J.Pharm Health science, Vol- 3, issue-2: 583-585 .

Kevin C J, Devin C K, Chao C, Brock C C, (2014),'Age-related DNA methylation in normal breast tissue and its relationship with invasive breast tumor methylation'. *Epigenetics,* 9 (2):268-275.

Khandel W R, Chintamani, Aliza Mittal, Sanjanani S, Tuteja A, Bansal A, Bhatnagar, Saxena S (2007), Qualitative and quantitative dermatoglyphic traits with breast cancer: A Prospective clinical study, BMC, 7: 44.

KhokharA, (2012), Mini Review- Breast Cancer in India; 'where do we stand and where do we go', Asian Pacific Journal of cancer prevention, 13(10): 4861-4866   .

King MC, Go RCP, Elston RC, Lynch HT, Petrakis NL, (1980), "Allele increasing suceptibility to human breast cancer may link to the glutamate pyruvate transaminase locus" Science; 208(4442):406-408.

Kumar R, Hoglund L, Zhao C, Forsti A, Snellman E, Hemminki K, (2003), Single nucleotide polymorphisms in the XPG gene: determination of role in DNA repair and breast cancer risk. Int J Cancer. 103(5), 671675.

Lacrori. M, Lecleeq. G, (2005), The portrait of hereditary breast cancer, Breast cancer research and treatment, 89(3): 297-304.

Lee SA, Lee KM, Park SK, Choi JY, kim B, Nam J, Yoo KY, Noh DY, Ahn SH, Kang D, (2007), Genetic polymorphism of XRCC3 Thr 241 Met and Breast cancer risk: case control study in Korean women and metaanalysis of 12 studies, Breast cancer Res Treat, 103(1): 71-76.

Levy E, Lahad A, Eisenberg S Dagan E PapernaT, Kasinet, Catane R (2001),'A Single nucleotide polymorphism in RAD51 gene modifies cancer risk in BRCA 2 BUT NOR BRCA1 carriers', Proc. Natl. Acad. Sci USA, 98(6): 3232-3236.

Livshits G, Kobylianski E, (1987), Dermatoglyphic traits as possible markers of developmental processes in humans. Am J Med Genet, 26(1),111-122.

Luis de Andres Basuri, (1975), Identificação de grupos de alto risco por meio de investigação dermatoglífica: Genetic Factors in breast Cancer Oncology, 32:37- 43.

Martin NG, Jinks JL, Berry HS, Loesch DZ. (1982), Agenetical analysis of diversity and asymmetry in finger ridge counts. Hereditariedade, 48: 393-405.

Martin W e Peter A J, (2002), DNA methylation and breast carcinogenesis, Oncogene, 21(35): 5462-5482.

McPheron , C M Steel e JM Dixon, (2000), Breast cancer - epidemiology, risk factors and genetics (Cancro da mama - epidemiologia, factores de risco e genética), BMJ 321(7261): 624-628.

Mechanic LE, Millikan RC, Player J, de Cotret AR, Winkel S, Worley K, Heard L, Tse CK Keku, (2006), Polymorphisms in Nucleotide excision repair genes, smoking and breast cancer in African and Americans and whites: a population- based case -control study, Carcinogenesis, 27(7): 1377-1385.

Mei-Ling Zhu, Mengyun W, Zhi-gang C, Jing he, Qing-Yi wei, (2012) Association between the ERCC5 Ap1104His polymorphism and cancer risk: a meta-analysis, Plos One, 7 (7): e36293.

Ming-Shiean H, Yu JC, Wang HW,Chen ST, Hsiung CN, Ding SL (2010),'Synergistic effects of polymorphisms in DNA repair genes and endogenous estrogen exposure on female breast cancer risk' Ann SurgOncol, 17: 760-771.

Mittra I, (1994), Breast screening: the case for physical examination without mammography, Lancet, 343(8893): 342-344.

Mutin A A T, (1980), Cancer &Dermatoglyphic, Lancet , 861.

Natekar PE, Fathima M DeSouza, (2006), Fluctuating Asymmetry in Dermatoglyphics of Carcinoma of breast, Indian Journal of Human Genetics, Vol 12, issue 2: 76-81.

Navneet K, Amit A, Sudipta S, S K Bhargava, (2011), Breast cancer risk profile in Indian women, JIMSA, Vol.24, No.4: 163-165.

Nelson HD, Humphrey LL, Nygren P, Teutsch SM, Allan JD (2002), Post menopausal hormone replacement therapy. Scientific review.JAMA, 288: 872-881.

Ntanasis. S, J. G. Tzanninis, A. Philippou, M. Koutsilieris, (2013), 'Regulação epigenética na expressão genética induzida pelo exercício físico', J Musculoskelet Neuronal Interact, 13(2): 133-146.

Parsons P A, (1990), Fluctuating Asymmetry: an epigenetic measure of stress, Bio Rev Camb Philo soc 65(2): 131-145.

Porter P, (2008), Westernizing women's risk? Cancro da mama em países de baixo rendimento. N Engl. J Med, 358: 153-156.

Preetha R, Parveen B, Michele morin D ,Steven L S, Robert M, Martha S, Marvin, Martyn, Bruce H (2008), Nucletide excision repair polymorphisms may modify ionizing radiation related breast cancer risk in US radiologic technologists, Int J Cancer, 123(11): 2713-2716.

Priya NS, P Sharada, N ChaitanyaBabu, H C Grish, (2013), Dermatoglifos em Odontologia: Uma visão, Revista Mundial de Odontologia, 4(2):144-147.

Przybylowka. S K, Stanczyk , Kusinska R , Kordek R, Majsterek I, (2013), Association of Arg 194 Trp and Arg 399 Gln Polymorphisms of XRCC1 gene woth risk of occurrence and the response to adjuvant therapy among polih women with breast cancer , Clin Breast Cancer 13(1): 6168.

Rashda A, Heribert R, Heiko B, Andreas D, Peter S, Odilia P, (2009) , Laryngeal cancer risk associated with smoking and alcohol consumption is modified by genetic polymorphisms in ERCC5,ERCC6 and RAD23B but not by polymorphisms in five other nucleotide excision repair genes, International Journal Of Cancer, volume 125, issue 6: 1431-1439.

Reardon, J, Sancar A, (2006), Purification and characterization of Escherichia coli and Human Nucleotide Excision Repair Enzyme systems, Methods in Enzymology, 408: 189-213.

Richard D. Wood, Michael M, John S, Tomas L, (2001), Human DNA repair genes, Vol.291, No. 5507: 1284-1289.

Ronen A, Glickman BW, (2001), Human DNA repair genes Environ Mol Mutagen, 37 (3): 241-283.

Rose LI, Gabbe SG, Teicholz LE, Ville DB, Williams GH, (1972), Dermatoglifia associada à perda fetal, N Engl J Med 2874X452.

Rossouw JE, Anderson GL, Prentice RL, LaCroix AZ, Kooperberg C, Stetanick ML, Jackson

RD (2002), Risk and benefits of estrogen plus progestin in healthy menopausal women: principle results from the women's health initiative randomized clinical trial, JAMA, 288(3): 321-333.

Ruth M. L, Ranold G.L, Ling L H, Claudia L.T, Douglas A (1999), XRCC1 Polymorphisms:Effects on Aflatoxin B1-DNA Adducts and Glycophorin A varient frequency, Cancer Research, 59: 2557-2561.

Sakineh A, Nahid E, Nasrin D e Vaez Z, (2006), Study of Dermatoglyphic pattern of hand in women with breast cancer, Pak J Med Sci, Vol.22, No.1: 18-22.

Sangrajrang S, Schmezer P, Burkholder I,Bottettai, Bartsch H, Popandao(2007), The XRCC3 thr 241 met polymorphism and breast cancer risk: a case control study in a Thai population, Biomarkers, 12(5):523-532.

Sarah M. Mense, Fabrizio R, Ahima B, Bhupendra Singh, Mahmoud E1 - Tamer, Tom K.Hei e Hari K Bhat, (2008), Estrogen Induced Breast Cancer-Estrogen Induced Breast Cancer: Alterations in Breast Morphology andn Oxidative stress as a function of estrogen exposure (Alterações na morfologia da mama e no stress oxidativo em função da exposição aos estrogénios). Toxicologia e Farmacologia Aplicada, 232(1): 78-85.

Schauman B, Alter M, (1976), Dermatoglyphics in medical disorders, Nova Iorque, Springer Verlag Publishers, 27-87.

Seltzer M H, C.C.Plato&K.M.Fox, (1990), Dermatoglyphics in identification of women either with or at risk for Breast Cancer, American journal of Medical Genetics, 37(4): 482-488.

Shephard, R. J, (1996), Exercise and cancer: linkages with obesity? Critical Reviews in Food Science and Nutrition, *36*: 321-339.

Shiono H, (1986), Dermatoglyphics in Medicine, AM J Forensic Med Pathol, 7(2): 120-6.

ShivajiB.Sukre, M Laeeque, Mahajan A, Shilpa N. Shewalw, (2012), Dermatoglyphics in the identification of women either with or at risk of breast cancer, international journal of basic medical science, Vol.6, issue 1 3(5): 160.

Shizhong H, Hong-T Z, Zhentian W, Yi Xie, Rong Tang, (2006), DNA repair gene XRCC3 polymorphisms and cancer risk - a meta- analysis of 48 cae-control studies, European Journal of Human Genetics, 14:11361144 .

Silva SN, Moita R, Azevedo AP, Gouveia , Manita I, Pina JE, Rueff J, Gaspar J, (2007), Menopasual age and XRCC1 gene polymorphisms: role in breast cancer risk, Cancer Detect Prev, 31(4): 303-309.

Smith TR, Levine EA, Perrier ND Miller MS, Fremanis RI, Lohman K, Case LD, Mohrenweiser HW, Hu JJ, (2003), DNA-repair genetic polymorphisms and breast cancer risk. Cancer Epidemiol.BiomarkerPrev, 12: 1200-1204.

Sobczuk A, Romanowicz M H, Fiks T, Baszczynski J, Smolarz B, (2009), XRCC1 and XRCC3 DNA repair gene polymorphisms in breast cancer women from Lodz region of

Poland, Pol J Pathol, 60(2): 76-80.

Sridevi NS, C R Wilma Delphine Silvia, Roopa Kulkarni, C. Seshagiri, (2010), Palmar dermatolglyphics in carcinoma breast of Indian women, Romanian Journal of Morphology and embryology, 51(3):547-550.

Suzumori K, (1980), Dermatoglyphic& analysis of fetuses with chromosomal abnormalities, Am J Hum Genet, 32(6): 859-868.

Thakur, S.R. Phadke, (2005), Familial Breast Cancer: Genetics and counseling, Indian J cirurg, 67: 297-301.

Toniolo, P. G, (1997), Endogenous estrogens and breast cancer risk: the case for prospective cohort studies, Environmental Health Perspectives, 105 (suppl 3): 587-592.

Wang W W, Spurdle A B , Kolavhana P, Bove B , (2001), A single nucleotide polymorphism in the 5' intranslated region of RAD51 and risk of cancer among BRCA1/2 mutation carriers.CancerEpidemiol. Biomark.Prev, 10(9): 955-960.

Willey J, Sherwood L, Woolverton, C, (2014), Prescott's, Microbiology, Newyork, New York: McGraw Hill, 381.

Wilson TE, Grawunder U, Liebwe MR, (1997), Yeast DNA ligase IV mediates non-homologous DNA end Joining, Nature, 388(6641):495-498.

Woolf CM, Gianas AD, (1977), A study of fluctuating dermatoglyphic asymmetry in the sibs and parents of cleft lip propositi, Am J Hum Genet, 29(5): 503-507.

Xiao. F H, Li- Rong L, Wu Wei, Yu Liu, Jiao SU , (2014), Associação entre os Polimorfismos XPG Asp 1104 His e XPF Arg 415 Gln e o risco de cancro - Uma meta análise , Plos One, 9(5): e88490 .

Xue W, Weihan, Zhao S, (2013),Os polimorfismos ADAM33 estão associados à asma e a um padrão dermatoglífico distinto da palma da mão, Mol Med Rep, 8(6): 1795-1800.

Yunyu Z, Yanjun Z, Lizhen, Wenlei H, (2002), Technology and Health care, 10: 383-390.

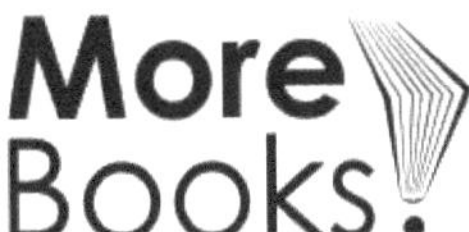

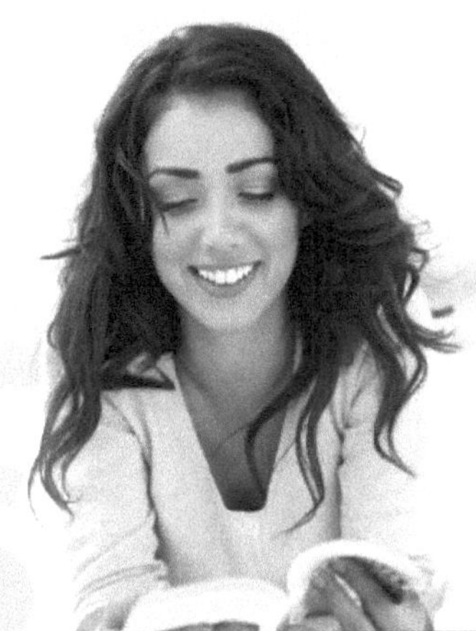

I want morebooks!

Buy your books fast and straightforward online - at one of world's fastest growing online book stores! Environmentally sound due to Print-on-Demand technologies.

Buy your books online at
www.morebooks.shop

Compre os seus livros mais rápido e diretamente na internet, em uma das livrarias on-line com o maior crescimento no mundo! Produção que protege o meio ambiente através das tecnologias de impressão sob demanda.

Compre os seus livros on-line em
www.morebooks.shop

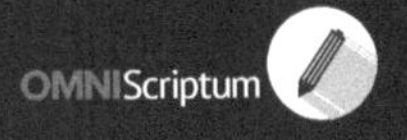

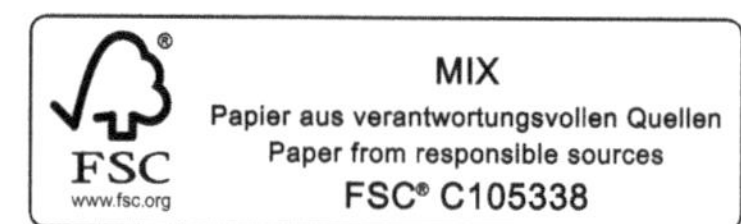

Printed by Books on Demand GmbH, Norderstedt / Germany